Joan Vidal Samso

Suplementación de la dieta con ácidos grasos en lesionados medulares

Joan Vidal Samso

Suplementación de la dieta con ácidos grasos en lesionados medulares

Efecto de la suplementación de la dieta con ácidos grasos del tipo N-3 sobre la capacidad funcional de los lesionados medulares

PUBLICIA

Impressum / Aviso legal
Bibliografische Information der Deutschen Nationalbibliothek: Die Deutsche Nationalbibliothek verzeichnet diese Publikation in der Deutschen Nationalbibliografie; detaillierte bibliografische Daten sind im Internet über http://dnb.d-nb.de abrufbar.

Información bibliográfica de la Deutsche Nationalbibliothek: La Deutsche Nationalbibliothek clasifica esta publicación en la Deutsche Nationalbibliografie; los datos bibliográficos detallados están disponibles en internet en http://dnb.d-nb.de.

Coverbild / Imagen de portada: www.ingimage.com

Verlag / Editorial:
PUBLICIA
ist ein Imprint der / es una marca de
ICS Morebooks! Marketing SRL
4, Industriala street, 3100 Balti, Republic of Moldova
Email / Correo Electrónico: info@omniscriptum.com

Herstellung: siehe letzte Seite /
Publicado en: consulte la última página
ISBN: 978-3-8416-8399-1

Zugl. / Aprobado por: Universidad Barcelona

Tesis doctoral:

EFECTO DE LA SUPLEMENTACION DE LA DIETA CON ACIDOS GRASOS DEL TIPO N-3 SOBRE LA CAPACIDAD FUNCIONAL DE LOS LESIONADOS MEDULARES.

Joan Vidal Samsó

Tesis dirigida por el Prof. Ramón Segura Cardona

Agradecimientos

Esta costumbre de expresar agradecimientos al terminar un trabajo escrito no se entiende bien, hasta que se ha atravesado el trance de la tesis doctoral. La felicidad por la obra terminada, y el alivio por poner punto y final a una empresa que hipoteca muchos años de tu trabajo, resultan en agradecimientos mucho más que retóricos hacia quienes la han hecho posible. Pero la felicidad y el alivio son estados de ánimo, efímeros, y podrían arrojar dudas sobre la durabilidad del sentimiento de gratitud que generan. No se dude del mío. La deuda que tengo con las personas que enumeraré a continuación rebasa sobradamente su relación puntual con esta tesis doctoral.

Mi gratitud ante todo al Profesor Ramón Segura, catedrático del Departamento de Ciencias Fisiológicas II de la Universidad de Barcelona, sólo puede expresarse con pobreza en unas líneas de texto. Tuve la suerte de conocerlo como profesor en mis años de estudiante y después que aceptase ser mi director de tesis. Al Profesor Segura le debo, ciertamente, más de lo que corresponde usualmente por el desempeño de tal cometido académico, y ello por múltiples motivos.

Mis deudas no acaban aquí; el Dr.Casimiro Javierre, profesor de la misma cátedra y amigo, ha participado activamente desde el inicio hasta el final en el desarrollo de este trabajo y es indudable que, sin su ayuda desinteresada y dedicación, no hubiera sido posible llevarla a cabo.

Mi más sincero agradecimiento a Pep Medina, Jefe de Rehabilitación Funcional del Instituto Guttmann, por su incondicional ayuda en muchos de los trabajos realizados.

Un reconocimiento sentido a mis compañeros y amigos del Hospital, a todos ellos, que con su permanente estímulo han estado siempre pendientes de mis progresos y avances.

Quiero expresar también, en especial, mi agradecimiento a mi mujer Myriam, por su comprensión, inestimable ayuda, paciencia y constante estímulo que me ha ayudado a finalizar este trayecto cuya meta era la tesis.

No quiero acabar este apartado de agradecimientos, sin dedicar unos momentos de mi pensamiento más íntimo hacia mi padre, Joan, médico, que desafortunadamente, no ha podido ver este trabajo acabado y que seguro le hubiese gustado.

Con la alegría de llegar a la recta final, deseo dejar constancia, finalmente, de mi agradecimiento a todas y cada una de las personas que de una forma u otra han ayudado a que al final, esto fuera realidad.

A Myriam y a nuestros hijos:

Eduard, Guillem y Marc.

INDICE

INTRODUCCIÓN

De las numerosas discapacidades que pueden afectar a la humanidad, la lesión o enfermedad grave de la médula espinal constituye una de las calamidades más devastadoras en la vida de una persona. Esto puede entenderse si uno se da cuenta de la importancia de la médula, no solamente como elemento de conexión entre el cerebro y el resto del cuerpo, sino también como centro nervioso que controla diversas funciones vitales como los movimientos voluntarios, la función miccional, la función digestiva, la función sexual, la regulación de la temperatura, la circulación, la respiración. Por consiguiente cualquier lesión de la médula espinal, puede ser causa de graves secuelas de por vida que afectarán la calidad de vida del sujeto.

La médula espinal forma parte del sistema nervioso central y constituye la vía principal por la que el cerebro recibe información del resto del organismo y envía las órdenes que regulan los movimientos. Su interrupción producirá la parálisis de la movilidad voluntaria, alteraciones o ausencia de sensibilidad por debajo del nivel lesional, falta de control de esfínteres, trastornos en la esfera sexual, alteraciones del sistema nervioso vegetativo y el riesgo de graves complicaciones de por vida.

La Lesión Medular (LM) es uno de los hechos más catastróficos y con más graves repercusiones no solamente a nivel personal sino también a nivel sanitario, laboral y económico, y acontece en la mayoría de los casos de forma imprevisible, produciéndose la pérdida de funciones motoras y sensoriales que casi siempre suelen ser permanentes e irreversibles.

Introducción histórica del tratamiento de la lesión medular

Desde siglos se ha intentado dar respuesta a las graves consecuencias de la lesión medular, ya en la antigüedad se han hecho referencias escritas a diversos aspectos de este tipo de lesión. Entre estos documentos destaca el famoso papiro de Edwin Smith, escrito hace 5000 años por un médico egipcio, donde describía con todo lujo de detalles los síntomas de una lesión medular a nivel cervical por luxación o fractura vertebral: "parálisis completa de las cuatro extremidades, ausencia de la sensibilidad, pérdida del control vesical, priapismo y eyaculaciones seminales involuntarias". Incluso se hacía mención a un fenómeno de congestión conjuntival, hoy en día conocido como debido a una vasodilatación por pérdida del control vasomotor en lesiones dorsales altas y cervicales. En relación al tratamiento y el pronóstico de la lesión, el autor concluía el texto con una frase significativa:"*una dolencia que no puede ser tratada*".

Esta actitud derrotista ha persistido a lo largo de muchos siglos en las mentes de los profesionales de la medicina.

Los médicos cirujanos, durante la I Guerra Mundial, describían claramente el destino trágico de los heridos de guerra con lesiones medulares; el 80% moría durante las dos primeras semanas; sólo sobrevivían los afectados por lesiones incompletas. La mayoría de lesionados medulares que sobrevivían, vivían una tragedia, faltos de esperanza, sin trabajo y con múltiples complicaciones, apartados de la sociedad.

El tratamiento del lesionado medular ha experimentado en los últimos 50 años cambios importantes, lo que ha permitido pasar de una mortalidad irremediable en más del 80% de las personas que habían sufrido un traumatismo medular, a una tasa de supervivencia similar a la de la población general, gracias a los avances medico-quirúrgicos. (Guttmann et al., 1963).

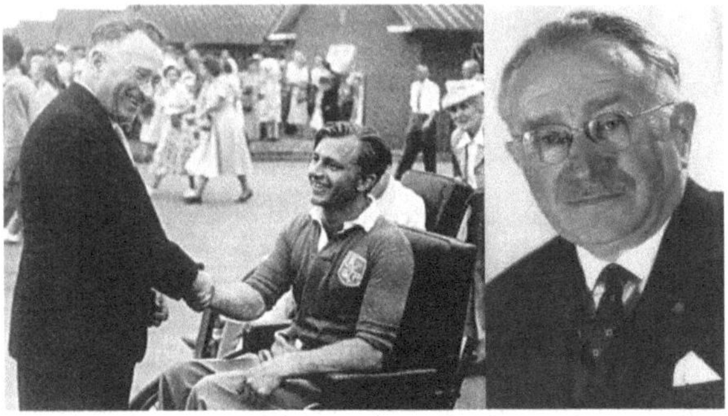

El Dr.Sir Ludwig Guttmann en los Juegos Paralímpicos en Londres

En el año 1943, el gobierno británico encargó al Dr.Sir Ludwig Guttmann, un neurocirujano judío de origen alemán, la organización de la primera Unidad de Lesionados Medulares en el Hospital del Ministerio de Pensiones de Stoke Mandeville, en Aylesbury, cerca de Londres, como preparativo sanitario de cara a la II guerra Mundial, en la que se preveía un gran número de heridos.

El centro se inauguró el 1 de febrero de 1944 con 26 camas, introduciendo el concepto, válido hasta hoy en día, de proporcionar a los lesionados medulares (parapléjicos y tetrapléjicos), una atención integral basada en la asistencia completa, desde el mismo momento de la instauración de la lesión medular hasta el alta hospitalaria y su reinserción a la comunidad como personas útiles para la sociedad. El objetivo principal no era sólo evitar la muerte por diversos tipos de complicaciones, sino también conseguir motivarles para superar su discapacidad. En pocas palabras, el paciente debía ser tratado de forma integral por un equipo multidisciplinario que cuidase no sólo los aspectos médicos, sino también los aspectos psicosociales fundamentales para una correcta reinserción socio-domiciliaria-familiar.

Al final de la II Guerra Mundial, el Hospital de Stoke Mandeville ya contaba con 100 camas, aumentando progresivamente el número de plazas hospitalarias, hasta al día de hoy en que cuenta con más de 200 camas para la atención interdisciplinaria de los lesionados medulares de origen traumático y médico. (Guttmann et al., 1963)

A partir de los avances médico-quirúrgicos introducidos por el Dr. Guttmann, se desarrollaron otros muchos centros monográficos tanto en Europa, Australia (O'Connor, 2005) (Kakulas, 2004), como en Estados Unidos, así como en otros lugares del planeta.

Hacia finales de los años 40´, el grupo de Munro, Comarr, Bors y Talbot en los Estados Unidos de Norteamérica organizaron diferentes Unidades para el abordaje integral del paciente afecto de una lesión medular (Guttmann et al., 1963). Donald Munro, antiguo neurocirujano del Hospital Municipal de Boston, realizó numerosas aportaciones aún válidas hoy en día, como la rizotomía para el tratamiento de la espasticidad severa refractaria a los tratamientos tradicionales (Guttmann et al., 1963). La administración de veteranos de guerra (Veteran Administration) creó las primeras unidades de lesionados medulares en los Hospitales de Veteranos.

Hoy en día, en Estados Unidos, existe un sistema de atención especializado, gestionado por la "UAB-SCI Data Management Service" en Alabama, que acreditan de forma periódica a los Hospitales especializados en el abordaje y tratamiento de los lesionados medulares. (2004)

En Europa se constituyeron las primeras Unidades hacia los años 60, en Alemania, Austria, Bélgica, Francia, Holanda, Italia, Suiza y España.

En nuestro País, el primer Hospital para lesionados medulares fue fundado en Barcelona el 27 de noviembre de 1965, por el Sr.Gonzalez Gilbey, un tetrapléjico que había sido tratado en Stoke Mandeville (Inglaterra). El nuevo Hospital de Barcelona recibió el nombre de Instituto Guttmann, en honor del Dr.Guttmann y se instaló en un edificio dedicado al tratamiento de enfermedades venéreas, el cual, debido a sus malas condiciones, tuvo que ser rehabilitado para poder albergar un Centro de parapléjicos autónomo. El primer director del Centro fue el Dr. Miguel Sarrias Domingo, traumatólogo y antiguo discípulo de Ludwig Guttmann, responsable de la formación de muchos médicos españoles que hoy en día son referentes en la especialidad. La unidad empezó a funcionar con 25 camas hasta llegar a las 96 camas, máxima capacidad del edificio.

Posteriormente se crearon otras unidades a lo largo de la geografía española y un nuevo Centro en Toledo, el Hospital Nacional de Parapléjicos, con más de 200 camas, inaugurado en 1974.

En mayo del 2002 se inauguró el actual Hospital de Neurorrehabilitación Instituto Guttmann en Badalona, un hospital con más de 150 camas, la mitad de ellas dedicadas a la asistencia de lesionados medulares, y la otra mitad dedicada al tratamiento de las secuelas de daño cerebral tanto traumático como no traumático. (Sarrias et al., 1998)

Actualmente, en el estado español existen 2 centros monográficos y 11 Unidades especializadas en el tratamiento de la lesión medular integradas en Hospitales generales, dentro del Servicio de Rehabilitación, que proporcionan atención médica especializada a los lesionados medulares tanto por causa traumática como médica.

Instituto Guttmann. Hospital de Neuorrehabilitación

El INSTITUTO GUTTMANN es el hospital de referencia en Cataluña para el tratamiento médico-quirúrgico y la rehabilitación integral de las personas con lesión medular, daño cerebral u otros tipos de gran discapacidad física de origen neurológico.

Es una entidad sin ánimo de lucro que tiene como objetivo principal proporcionar asistencia médico-rehabilitadora especializada a todas las personas afectadas por una lesión medular u otra gran discapacidad física, de manera integral y con un alto nivel de calidad humana, científica y técnica.

Además de la actividad hospitalaria, la **Fundación Privada Instituto de Neurorrehabilitación Guttmann** colabora con otras instituciones en la formación de nuevos profesionales, participa en la investigación en el campo de la neurorrehabilitación, promueve la práctica del deporte adaptado, contribuye a la sensibilización de la sociedad hacia este colectivo de personas e impulsa su plena integración social para que puedan disfrutar plenamente de todos los derechos que como ciudadanos les corresponden.

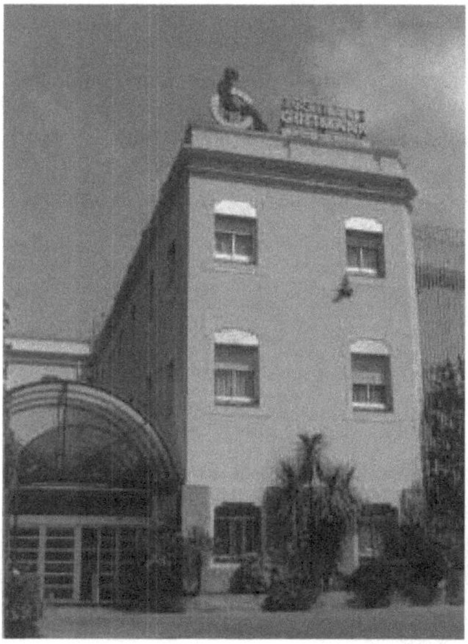

Antiguo Hospital Instituto Guttmann, en Meridiana. 1965-2002

Inaugurado en Barcelona en el año 1965, fue el primer hospital de España dedicado a la asistencia de pacientes parapléjicos y tetrapléjicos. Desde entonces, ha sido el hospital pionero en introducir en nuestro país las técnicas, los procedimientos y las tecnologías más avanzadas de todo el mundo en este ámbito de la neurorrehabilitación, con objeto de mejorar la calidad de vida de las personas con discapacidad física.

Actualmente, el Instituto Guttmann -Hospital de Neurorrehabilitación- realiza su actividad asistencial a través de **cinco unidades clínicas:**

Lesión medular: paraplejia, tetraplejia, tetraplejia alta con dependencia de respirador y afecciones de cola de caballo, tanto las que son de origen traumático, como médico o congénitas (por ejemplo la espina bífida).

Daño cerebral: tanto de origen traumático como no traumático (tumores, encefalopatías, accidente vascular cerebral, anoxias...), con secuelas graves a nivel funcional y cognitivo, así como aquellos casos con afectación exclusiva de funciones superiores.

Enfermedades degenerativas de tipo progresivo: esclerosis múltiple, Parkinson, esclerosis lateral amiotrófica, ataxia de Friedreich, distrofia muscular...

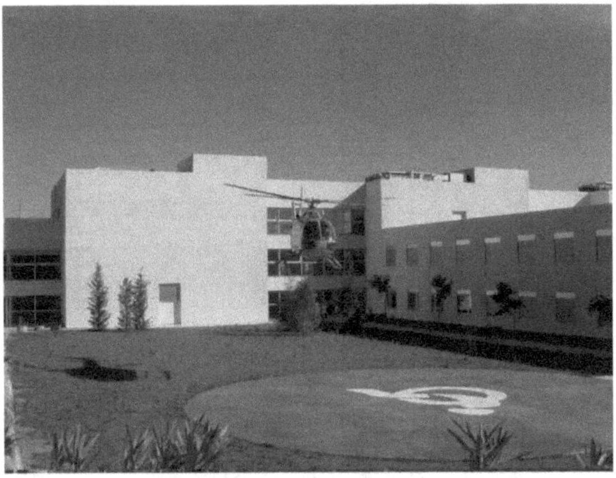

Actual Instituto Guttmann, en Badalona. 2002

Otras afectaciones discapacitantes: se atiende aquellas personas afectadas por una discapacidad física grave como consecuencia de secuelas de poliomielitis, otras polineuropatías, parálisis cerebral en edad adulta, grandes amputaciones...

Unidad de rehabilitación infantil: para niños y niñas, hasta 16 años, con gran discapacidad física de origen neurológico (lesión medular, traumatismo craneoencefálico, daño cerebral no traumático, enfermedades degenerativas de tipo progresivo...).

EPIDEMIOLOGÍA

Muchos de los estudios epidemiológicos sobre la lesión medular traumática se llevaron a cabo en Estados Unidos a partir de la década de los 70'. Inicialmente estos estudios eran de tipo descriptivo, examinando únicamente perfiles demográficos y alguna característica de los pacientes, en especial de aquellos tratados en los Hospitales de Rehabilitación. (Ditunno, 1999) (Long and Lawton, 1955) (Ackery et al., 2004)

A principios de 1970 se instauró un programa específico denominado Modelo de Atención al Lesionado Medular (SCI Model), destinado a la recogida de datos, bajo la dirección del National Institute on Disability and Rehabilitation Research (NIDRR) , dependiente del Departamento de Educación de los Estados Unidos . Esta base de datos, conocida como National Spinal Injury Statistical Center (NSCISC), se halla disponible en la Universidad de Alabama, Birmingham, y sirve de referencia para todos los Centros que reciben pacientes con una lesión medular. Se estima que esta base de datos recoge aproximadamente el 15% de todo el nuevo caso de lesión medular que se producen en USA, lo que da idea de la fiabilidad del sistema y de la posibilidad de conocer la incidencia y prevalencia de la LM en USA y la posibilidad de comparar con datos de otros países. (Stover et al., 1999)

En Estados Unidos se estima que se producen anualmente unos 10.000 nuevos casos de lesión medular, lo que significa una incidencia de unos 40 nuevos casos por millón de habitantes. Los datos publicados van de los 25 nuevos casos por millón de habitantes, en el estado de West Virgina, a los 59 casos por millón de habitantes en Mississippi (Blackmer and Marshall, 1997; Surkin et al., 2000) (Ditunno et al., 2000).

Estas cifras no incluyen las personas con una lesión medular que fallecieron en el mismo lugar del accidente y que no se contabilizan en los datos generales. De todas formas un estudio reciente sobre el número de fallecidos en el lugar del accidente en el estado de Utah, sugiere que sólo 4 casos por millón de habitantes que sufre lesión medular mueren en el lugar del accidente, lo que daría una cifra global entorno a 1000 personas en el conjunto de los diferentes estudios que morirían antes de llegar al Hospital de referencia. (Catz et al., 1997; Thurman et al., 1994).

La incidencia de lesión medular de origen traumático en el resto del mundo y en especial en Europa es inferior, y no excede, en muchos casos, de 20 nuevos casos por millón de habitantes. Seguramente estas diferencias hay que buscarlas en el alto porcentaje de lesionados medulares por actos violentos que existen en USA, situación mucho menos frecuente en los países europeos (Hartkopp et al., 1997); (Herruzo-Cabrera et al., 1993),(Schonherr et al., 1996); (Martins et al., 1998) (Pagliacci et al., 2003)

La población de edades comprendidas entre los 16 y los 30 años es la más afectada contribuyendo con un 53,3% al total de lesionados medulares, tal como se muestra en la figura del NSCISC (National Spinal Cord Injury Statistical Center Database at time of injury)

El porcentaje de personas con más de 60 años en el momento de sufrir una LM, ha ido progresivamente en aumento en estos últimos años, pasando de un 4,5% durante el periodo 1973-1977 a un 11,5% en el periodo 1994-1998 (Nobunaga et al., 1999)

En cuanto a la distribución por sexos, según los datos del NSCISC, el 81.7% de los casos corresponde a hombres y el resto a mujeres. Esta relación de 4:1 en la distribución por sexos, en la lesión medular traumática, es similar para los distintos países analizados. Sin embargo, debido a la mayor supervivencia de las mujeres, los estudios de prevalencia estiman que el porcentaje de hombres vivos con una lesión medular en 1988 es de un 71%, porcentaje inferior al de la incidencia real por año. (Harvey et al., 1992).

ETIOLOGÍA

Según los datos del NSCISC (National Spinal Cord Injury Statistical Center Database at time of injury) de Estados Unidos, el 93,4% de todas las lesiones medulares traumáticas son debidas a alguna de las 11 causas siguientes . (2004) :

Accidentes de tráfico, con el 34.3% de los casos, seguido de las caídas con el 19%; lesiones por arma de fuego, en el 17% de los casos; traumatismo en aguas poco profundas, en el 7,3%; accidentes de moto, en el 5,6%; complicaciones médicas, 2,1%; atropellos en el 1,8% y otras causas no especificadas en el 6,3%.

Sin embargo, para facilitar el análisis de los datos, suelen agruparse en 5 categorías:

- Accidentes de tráfico (cualquier accidente con vehículo, incluyendo los de bicicleta)
- Actos violentos (lesiones por arma de fuego, arma blanca, explosión....)
- Caídas
- Accidentes deportivos
- Otras causas

Tal como se aprecia en la figura siguiente obtenida de la publicación periódica "Facts and Figures at Glance". (2004)

SPINAL CORD INJURY *Facts and Figures at a Glance*
www.spinalcord.uab.edu August 2004

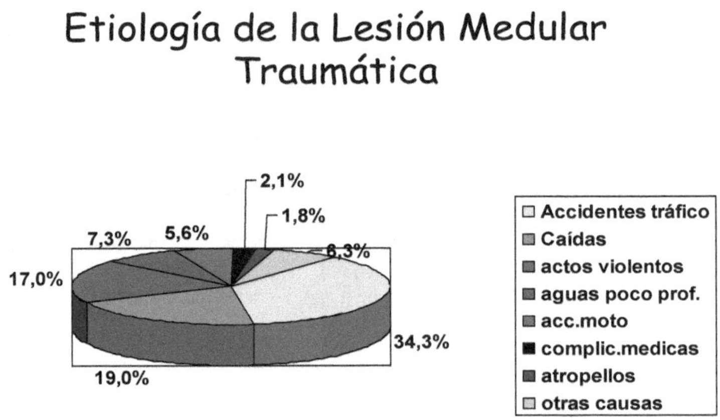

Exceptuando las lesiones causadas por actos violentos, la primera causa de lesión medular traumática sigue siendo el accidente de tráfico, tanto en USA como en Europa, con cifras que llegan a un 47% en Dinamarca , (Hartkopp et al., 1997) y a casi un 50% en España (Herruzo-Cabrera et al., 1993) y en Estados Unidos (Davis et al., 1981b).

Cuando se analiza la causa más frecuente en relación con la edad, los accidentes de tráfico siguen siendo la primera causa en la población por debajo 45 años; en cambio las caídas casuales se convierten en la primera causa de lesión medular traumática en la franja de edad entre 46 y 60 años.

Las lesiones medulares de origen traumático afectan básicamente a adultos jóvenes. Entre los años 1973 – 1979, la edad media de los lesionados era de 28,6 años, y en la mayoría de los casos la lesión se producía entre los 16 y los 30 años de edad, según las estadísticas que disponen las bases de datos del "Model" en Estados Unidos. Sin embargo, la media de edad ha ido aumentando progresivamente durante estos últimos años, aproximadamente unos 8 años desde mediados de 1970. En el año 2000, la media de edad era de 38 años, habiendo pasado el porcentaje de personas mayores de 60 años de un 4,7% antes de 1980 a un 10.9% a partir del año 2000.

En cuanto a la distribución por sexos, desde el año 2000, el 78,2% de las lesiones medulares traumáticas afectan a los varones, cifra que se ha ido reduciendo con el paso de los años. En 1980, los hombres lesionados representaban el 81,8%.

En los siguientes gráficos se presentan los datos de las causas en el caso de varones:

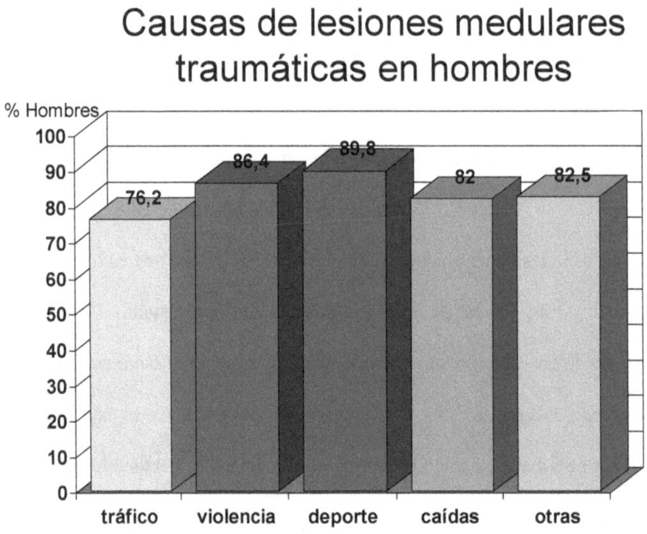

Source: National Spinal Cord Injury Statistical Center, University of Alabama at Birmingham, 2004 Annual Statistical Report, June, 2004

En cuanto a datos de Prevalencia, los únicos que se conocen son los de USA, donde en julio de 2004 se estimaba que aproximadamente existían por término medio 247.000 personas con una lesión medular, con un rango entre 220.000 y 285.000. (Davis et al., 1981b)

La **National Spinal Cord Injury Database (NSCID)** se puso en marcha en 1973 y recoge datos de aproximadamente el 13% de todas las nuevas LM que se producen en USA. Desde su fundación 25 Hospitales integrados en el programa del "Model SCI

Care Systems" han contribuido a los datos del National SCI Database, la base de datos americana de lesionados medulares. En Julio del 2004 se disponía de información sobre 30.532 personas que habían sufrido una LMT (Davis et al., 1981b)

En España la incidencia de la LM traumática es de unos 20-25 nuevos casos cada año por millón de habitantes, según los escasos estudios epidemiológicos existentes en la literatura (Herruzo-Cabrera et al., 1993), lo que representa que aproximadamente cada año entorno a unas 1000 personas sufren una lesión grave de la médula espinal que les ocasionará severas secuelas neurológicas.

Del total de LM traumáticas, más del 50% son debidas a accidentes de tráfico, el 80% afecta a hombres y sólo un 20% afecta a mujeres. Asimismo es interesante constatar que en un 53% de los casos la edad de instauración de la LMT fue inferior a los 30 años, hecho que confirma la edad joven de la mayoría de LM.

Los accidentes de tráfico representan una de las causas de mortalidad más importantes en el mundo occidental, ocupando en España, el cuarto lugar en incidencia detrás de las enfermedades cardiovasculares, neoplasias y enfermedades respiratorias. Es la primera causa de muerte entre varones por debajo de los 34 años y entre mujeres por debajo de los 24 años. A este hecho hay que sumar un número importante de heridos que quedarán con secuelas físicas y psíquicas, que serán en muchos casos de por vida.

Si analizamos la población de lesionados medulares, según los datos publicados en julio del 2004, constatamos que en cuanto a niveles neurológicos, la tetraplejía incompleta se da en un 34.3% de los lesionados, le sigue la paraplejía completa que se produce en un 25.1% de los casos, la tetraplejía completa en un 22.1% y finalmente la paraplejía incompleta en un 17.5% de todos los casos de origen traumático.

La importancia de estos datos epidemiológicos radica en que de todos los lesionados medulares sólo un 1% consiguen una recuperación neurológica completa.

El porcentaje de tetraplejias incompletas ha aumentado ligeramente, en comparación a las lesiones completas que han ido disminuyendo ligeramente durante estos últimos años. (Davis et al., 1981b); (2004).

Esperanza de vida del Lesionado Medular

Los avances medico-quirúrgicos en el tratamiento y rehabilitación de la LM han modificado de forma significativa la esperanza de vida de los individuos que han sufrido una LM., aproximándose las cifras de supervivencia a los de la población general. (2004)

		Life expectancy (years) for post-injury by severity of injury and age at injury									
		For persons who survive the first 24 hours					For persons surviving at least 1 year post-injury				
Age at Injury	No SCI	Motor Functional at Any Level	Para	Low Tetra (C5-C8)	High Tetra (C1-C4)	Ventilator Dependent at Any Level	Motor Functional at Any Level	Para	Low Tetra (C5-C8)	High Tetra (C1-C4)	Ventilator Dependent at Any Level
20	58.1	53.1	45.7	40.8	36.4	16.6	53.6	46.4	42.0	38.5	23.8
40	39.2	34.6	28.1	23.9	20.5	7.1	35.1	28.7	25.0	22.1	11.4
60	21.9	18.0	13.0	10.2	8.0	1.4	18.4	13.5	10.9	9.0	3.1

Source: National Spinal Cord Injury Statistical Center, University of Alabama at Birmingham, 2004 Annual Statistical Report, June, 2004

Clasificación Neurológica de las Lesiones Medulares

La importancia de unificar las normas para la evaluación y clasificación neurológica y funcional de las lesiones medulares ha sido objeto de especial atención durante los últimos 20-30 años. Dada la dispersión y múltiples clasificaciones existentes, la *ASOCIACION AMERICANA DE LESIONES MEDULARES (ASIA)* propuso en 1990 una unificación de las diferentes valoraciones neurológicas existentes, clasificando las lesiones medulares en 5 categorías, tal como podemos ver en la tabla adjunta: (Donovan et al., 1997) (Lynch et al., 1996; Marino and Graves, 2004)

La médula espinal está constituida por una zona central, donde se localizan la mayor parte de los cuerpos neuronales (conocida como sustancia gris) y una zona periférica, que rodea la zona central, por donde discurren las distintas prolongaciones neuronales, (conocida como sustancia blanca). Las neuronas sensitivas reciben información de los distintos territorios corporales a través de fibras que penetran por las respectivas raíces dorsales, mientras que las motoneuronas envían impulsos a los distintos territorios.

Cuando se produce una lesión medular la transmisión de señales sensitivas y motoras queda afectada y por tanto es necesaria la exploración sistemática de dermatomas y miotomas para determinar con precisión el nivel neurológico de la lesión y su gravedad.

La Clasificación Neurológica de ASIA ha servido para uniformar la manera de explorar un paciente que ha sufrido una lesión medular y poder determinar el nivel neurológico y establecer un índice sensitivo y un índice motor, variables imprescindibles no sólo para definir el tipo de lesión medular sino también para valorar la gravedad y pronóstico de la paraplejía o tetraplejía.

Terminología empleada en el diagnóstico y tratamiento de la lesión medular

A) NIVEL NEUROLÓGICO

El nivel neurológico se establece definiendo el segmento más distal de la médula espinal con función motora y sensitiva normal.

Para determinar este nivel neurológico se utilizan una serie de puntos sensitivos y motores claves, tales como se aprecia en el gráfico sobre la clasificación neurológica.

B) NIVEL ESQUELETICO

Se refiere al nivel donde se encuentra la lesión ósea, determinada por medios radiológicos.

C) LESION INCOMPLETA

Se trata de una lesión neurológica con preservación parcial de la función sensitiva y/o motora por debajo del nivel neurológico, incluyendo los segmentos sacros.

D) LESION COMPLETA

Ausencia de función motora y sensitiva por debajo la lesión neurológica incluyendo los segmentos sacros.

E) ZONA DE PRESERVACION PARCIAL (ZPP)

Término que se utiliza sólo en las lesiones medulares completas y se refiere aquellos dermatomas o miotomas por debajo del nivel neurológico parcialmente preservados.

NIVEL MOTOR

Para determinar el nivel motor se examinan los músculos clave bilateralmente, utilizando la escala de 0 a 5 de valoración de la fuerza muscular siguiendo el esquema anexo:

El valor máximo son 100 puntos. Así en el caso de una paraplejía completa, eso es, sin afectación de miembros superiores el valor es de 50 puntos.

Es imprescindible en toda la exploración valorar la contracción voluntaria del esfínter anal valorando si está presente o ausente, ya que es el parámetro básico para definir si una lesión medular es completa o bien incompleta.

NIVELL SENSITIVO

Se establece a partir del nivel correspondiente a la zona más caudal con capacidad sensitiva.

SÍNDROMES MEDULARES

En el caso de las lesiones medulares incompletas se pueden definir además una serie de síndromes medulares que tendrán gran importancia de cara a determinar la capacidad de recuperación funcional de estas lesiones: Centromedular, Brown-Sequard y Anterior.

- **Síndrome Centromedular**: debido a una lesión de la parte central de la médula espinal, que clínicamente se comporta como una parálisis incompleta con más afectación de las extremidades superiores que las inferiores.

Suele darse en personas de edad avanzada y el mecanismo de lesión, cuando afecta el segmento cervical, suele ser por hiperextensión.

- **Síndrome de "Brown-Sequard"** o hemisección medular. Es debido a una lesión unilateral de la medula espinal. Las personas que sufren este tipo de lesión muestran pérdida de la capacidad motora y de la sensibilidad táctil en una mitad del cuerpo y pérdida de la sensibilidad al dolor y a la temperatura en la mitad contra lateral.

- **Síndrome Anterior** debido a una lesión que afecta las astas anteriores de la médula espinal y que cursa con una parálisis motora por debajo del nivel lesional, con conservación de la sensibilidad propioceptiva.

Otros síndromes que pueden cursar como completos o incompletos son:

- **Síndrome de Cono Medular**: Cuando la lesión afecta a los segmentos sacros y lumbares, a nivel del cono medular, y por tanto se alteran básicamente las funciones vesical, intestinal y de la esfera sexual.

- **Síndrome de Cauda Equina**: cuando el daño está limitado a las raíces sacras por debajo de L1

Clasificación Neurológica de las Lesiones Medulares

A	**No función motora o sensitiva conservada por debajo el nivel lesional, incluyendo los segmentos sacros**
B	**Sólo función sensitiva conservada, incluyendo segmentos sacros. No función motora por debajo del nivel lesional**
C	**Función motora presente por debajo del nivel de lesión, pero con un balance muscular de músculos claves <3/5**
D	**Función motora presente por debajo del nivel lesional, con un balance muscular de músculos claves ≥3/5**
E	**Función motora y sensitiva conservada en todos los músculos y dermatomas claves**

ASIA IMPAIRMENT SCALE

- ☐ **A = Complete:** No motor or sensory function is preserved in the sacral segments S4-S5.
- ☐ **B = Incomplete:** Sensory but not motor function is preserved below the neurological level and includes the sacral segments S4-S5.
- ☐ **C = Incomplete:** Motor function is preserved below the neurological level, and more than half of key muscles below the neurological level have a muscle grade less than 3.
- ☐ **D = Incomplete:** Motor function is preserved below the neurological level, and at least half of key muscles below the neurological level have a muscle grade of 3 or more.
- ☐ **E = Normal:** motor and sensory function are normal

CLINICAL SYNDROMES

- ☐ Central Cord
- ☐ Brown-Sequard
- ☐ Anterior Cord
- ☐ Conus Medullaris
- ☐ Cauda Equina

Clasificación neurológica de las lesiones medulares (ASIA)

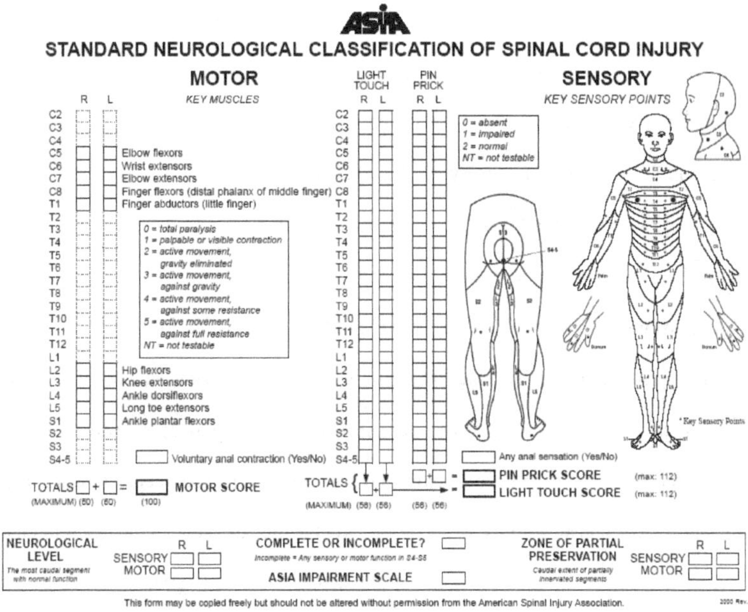
STANDARD NEUROLOGICAL CLASSIFICATION OF SPINAL CORD INJURY

MOTOR — KEY MUSCLES (R, L)

C2, C3, C4
C5 Elbow flexors
C6 Wrist extensors
C7 Elbow extensors
C8 Finger flexors (distal phalanx of middle finger)
T1 Finger abductors (little finger)
T2, T3, T4, T5, T6, T7, T8, T9, T10, T11, T12, L1
L2 Hip flexors
L3 Knee extensors
L4 Ankle dorsiflexors
L5 Long toe extensors
S1 Ankle plantar flexors
S2, S3
S4-5 Voluntary anal contraction (Yes/No)

0 = total paralysis
1 = palpable or visible contraction
2 = active movement, gravity eliminated
3 = active movement, against gravity
4 = active movement, against some resistance
5 = active movement, against full resistance
NT = not testable

TOTALS ☐ + ☐ = ☐ MOTOR SCORE
(MAXIMUM) (50) (50) (100)

SENSORY — KEY SENSORY POINTS

LIGHT TOUCH (R, L) — PIN PRICK (R, L)

C2, C3, C4, C5, C6, C7, C8, T1, T2, T3, T4, T5, T6, T7, T8, T9, T10, T11, T12, L1, L2, L3, L4, L5, S1, S2, S3, S4-5

0 = absent
1 = impaired
2 = normal
NT = not testable

Any anal sensation (Yes/No)

TOTALS ☐ + ☐ = ☐ PIN PRICK SCORE (max: 112)
☐ + ☐ = ☐ LIGHT TOUCH SCORE (max: 112)
(MAXIMUM) (56) (56) (56) (56)

* Key Sensory Points

NEUROLOGICAL LEVEL — The most caudal segment with normal function — R L — SENSORY ☐ ☐ — MOTOR ☐ ☐

COMPLETE OR INCOMPLETE? ☐ — Incomplete = Any sensory or motor function in S4-S5

ASIA IMPAIRMENT SCALE ☐

ZONE OF PARTIAL PRESERVATION — Caudal extent of partially innervated segments — R L — SENSORY ☐ ☐ — MOTOR ☐ ☐

This form may be copied freely but should not be altered without permission from the American Spinal Injury Association.

2000 Rev.

Clasificación neurológica de las lesiones medulares (ASIA).

Patofisiología de la lesión medular

Las lesiones del SNC inducen toda una serie de cambios bioquímicos, anatómicos, vasculares y funcionales que van a condicionar el pronóstico final y las secuelas resultantes. (Anderson and Hall, 1993; Blackmer and Marshall, 1997; Faden, 1997; Faden and Salzman, 1992) (Ackery et al., 2004).

Si bien el pronóstico de la lesión viene determinado por la gravedad del daño del tejido neuronal en el mismo momento del impacto medular, existe una serie de procesos secundarios progresivos que determinarán el grado de destrucción final.

La lesión primaria inicial da lugar a una serie de procesos, como la alteración de la concentración extracelular de iones, que provoca un aumento en la concentración intracelular de calcio y una producción masiva e incontrolada de neurotransmisores, aumento de los radicales libres, depleción de los factores de crecimiento, todo lo cual provoca una situación de isquemia e inflamación local, así como otros procesos patofisiológicos.

Estos cambios iniciales provocan una serie de reacciones en cascada, con activación de las enzimas dependientes de calcio como las proteasas, las lipasas, y las nucleasas, y alteraciones de la función mitocondrial, todo lo cual conduce a una disfunción celular y muerte celular.

La degeneración secundaria juega un papel importante después de una lesión de cualquier parte del SNC. Es importante tener en cuenta el daño secundario que se produce tras una LM, con pérdida progresiva de tejido nervioso y formación de una cavidad cística.

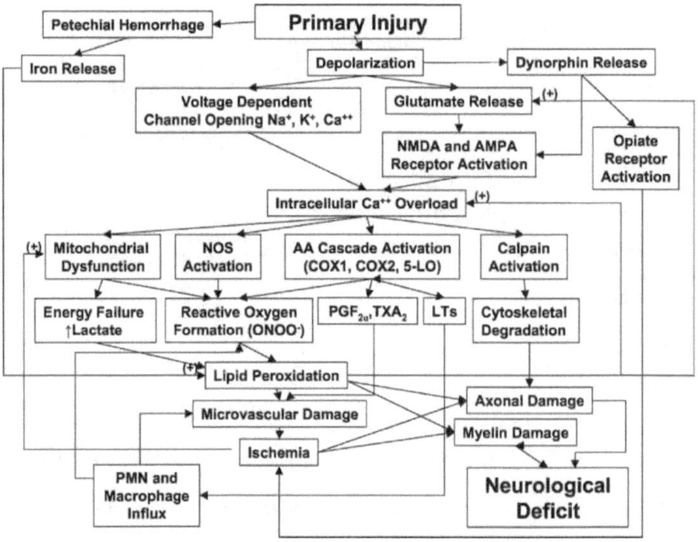

Patofisiología de la lesión secundaria en la LM. 5-LO = 5-lipoxygenase; TXA_2 = thromboxane A_2; LTs = leukotrienes; $ONOO^-$ = peroxynitrite anion; PMN = polymorphonuclear leukocyte.

Fuente :Edward D. Hall and Joe E. Springer Neuroprotection and Acute Spinal Cord Injury: A Reappraisal

(Blackmer and Marshall, 1997)

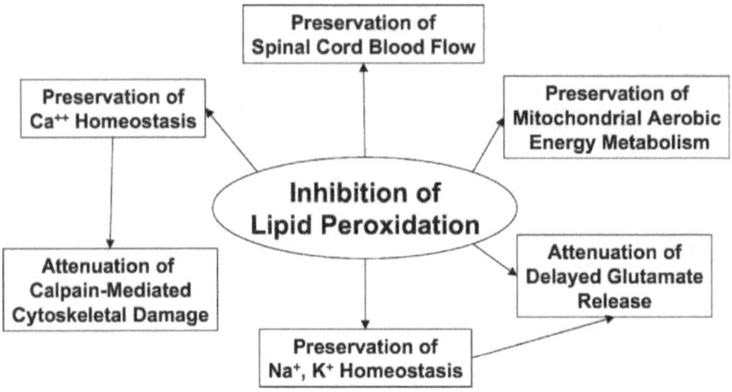

Una de las consecuencias de esta disfunción mitocondrial, de la actividad lipoxigenasa y COX, de la activación de la NOS, es la formación de radicales superoxido junto con óxido nítrico. En todo este proceso, la peroxidación de la membrana lipídica desempeña un papel primordial en esta cascada de reacciones (Blackmer and Marshall, 1997) (Blackmer and Marshall, 1997);(Blackmer and Marshall, 1997).

La peroxidación de la membrana lipídica ocurre en neuronas y vasos sanguíneos, alterando directamente la función e integridad de las membranas neuronales y axonales, causando un daño microvascular e isquemia secundaria que contribuirá directamente al daño neuronal secundario.

Este trauma provocará además una liberación de opiáceos endógenos, que aún aumentará más el daño secundario, estimulando los receptores NMDA, a través de la activación de los receptores opiáceos, contribuyendo todo ello a la disfunción vascular y las alteraciones iónicas y metabólicas. (Faden, 1997); (Faden and Salzman, 1992);(Faden, 2004a; Faden, 2004b).

Alteraciones cardiovasculares en la lesión medular

El estudio de la función del sistema cardiovascular y las alteraciones del sistema vegetativo en individuos con una lesión medular se inició con Head y Riddoch en 1917 (Head H, 1917);(Riddoch G, 1917);. Muchas de las investigaciones de la función cardiovascular, sin embargo, se han centrado en las alteraciones de la presión arterial y del ritmo cardiaco durante la fase aguda de la lesión medular y durante los episodios de disrreflexia neurovegetativa, y la alta incidencia de enfermedad tromboembólica. Recientemente, se ha producido un progresivo interés en el estudio de las alteraciones crónicas de la función cardiovascular, causa de una reducción de la capacidad al ejercicio de muchos lesionados medulares, así como del aumento de la morbi-mortalidad. Es conocida la disminución de la capacidad aeróbica máxima en lesionados medulares debido, no solamente, a la parálisis de la musculatura estriada, sino también, a los cambios cardiovasculares causados por disfunción vegetativa asociada. (Kessler et al., 1986; Lehmann et al., 1987)

La función cardiovascular puede verse alterada tras sufrir una lesión medular debido a un trastorno de las vías autonómicas. En lesiones cervicales y dorsales altas, por encima del sexto segmento neurológico torácico, la interrupción de las vías simpáticas desempeña un papel relevante en la función del sistema cardiovascular. (Phillips et al., 1998) (Teasell et al., 2000) (Stjernberg et al., 1986)

La pérdida del control supraespinal del sistema nervioso simpático provoca una reducción de la respuesta simpática por debajo del nivel lesional y puede dar lugar a situaciones de hipotensión y bradicardia (Lehmann et al., 1987) (Teasell et al., 2000).

Además se producen cambios morfológicos en las neuronas simpáticas preganglionares distales a la lesión e hiperactividad alfa-adrenérgica periférica, contribuyendo a una respuesta excesiva que puede provocar un cuadro de disrreflexia neurovegetativa. (Krassioukov, 2004) (Krassioukov et al., 1999). A todos estos cambios autonómicos, hay que añadir efectos indirectos sobre la función cardiovascular debido a la inmovilidad de estos pacientes y a otras condiciones especiales de los lesionados medulares.

Datos recientes muestran que las alteraciones cardiovasculares se han convertido en la primera causa de mortalidad entre las personas afectas de una LM. (DeVivo et al., 1991); (Stover, 1986)

En la siguiente tabla podemos ver resumidas las causas más frecuentes de mortalidad en LM. Podemos apreciar en la misma como, combinando el porcentaje de enfermedad cardiaca isquémica y no isquémica, y el tromboembolismo pulmonar, estas alteraciones constituyen la primera causa de mortalidad, con el 26% del total, seguido en un 21.5% de las alteraciones respiratorias, habiendo disminuido de forma considerable los problemas urológicos, los cuales eran, hasta hace poco la primera causa de mortalidad y de complicaciones en los lesionados medulares.

Causas de mortalidad en LM

Neumonía	17.7%
Enfermedad cardiaca no isquémica	10.6%
Septicemia	9.3%
Tromboembolismo pulmonar	7.7%
Enfermedad cardiaca isquémica	7.7%
Suicidio	6.3%
Lesión casual	5.4%
Enfermedad sistema digestivo	4.9%
Cáncer	4.6%
Otras enfermedades respiratorias	3.8%
Enfermedad sistema urinario	3.4%

Adaptado de DeVivo MJ, Black KL, Stover SL. Causes of death during de first twelve years after spinal cord injury. J.Am Parapl Soc 1991, 14:113. (DeVivo et al., 1991)

En la tabla siguiente se resumen algunos de los cambios que se producen a nivel cardiovascular en los LM y que deberán tenerse en cuenta al analizar la actividad física de los mismos.

Alteraciones cardiovasculares en los LM

- Hipotensión
- Presión arterial basal baja
- Hipotensión ortostática
- Bradicardia, paro cardiaco
- Disrreflexia neurovegetativa
- Reducción de la capacidad funcional cardiovascular
- Influencia en la enfermedad coronaria
- Aumento de los factores de riesgo cardiovascular
- Isquemia silente, presentación atípica
- Diagnóstico especial y consideraciones terapéuticas
- Enfermedad vascular periférica
- Ausencia de síntomas de claudicación, presentación diferida
- Efectos de la amputación en extremidades isquémicas en LM
- Flebotrombosis
- Efectos adversos de fármacos con acción cardiovascular
- La succinil-colina induce paro cardiaco
- Efectos cardiovasculares de los fármacos relacionados con la LM

Presión arterial basal baja

Los lesionados medulares de nivel cervical y torácico alto, por encima del sexto segmento neurológico torácico, pueden presentar una Presión Arterial basal baja, debido a una reducción de la actividad simpática por debajo del nivel lesional, lo que da lugar a un tono vasomotor reducido. (Mathias et al., 1979)

Asimismo se han encontrado valores bajos de adrenalina y noradrenalina tanto en lesionados medulares agudos, como en tetrapléjicos crónicos (Mallory, 1994) ; (Mathias, 1992)

Hipotensión ortostática

Se define de forma convencional como la caída de 20 mmHg en los valores de la presión arterial sistólica (Engstrom J, 1998), sin embargo a veces podemos encontrarnos con cuadros sintomáticos muy floridos y pocos cambios en la presión arterial, que también se definen como hipotensión ortostática. (Nobunaga, 1997)

Patofisiología de las alteraciones cardiovasculares

HIPOTENSION ORTOSTÁTICA

La alteración más frecuente es la falta de respuesta vasoconstrictora mediada por la actividad simpática que se produce, especialmente, en los grandes territorios vasculares, en especial los que suplen la región esplácnica y la musculatura esquelética. (Nobunaga, 1997); (Mathias, 1995); (Houtman, 2000; Houtman et al., 2000);(Blackmer, 1997; Teasell et al., 2000; Yardley et al., 1989)

El efecto de la gravedad sobre la sangre presente en las venas de las extremidades inferiores, junto con la falta de cambios compensatorios en otros lechos vasculares, puede dar lugar a caídas de la presión arterial. La taquicardia compensatoria se produce como consecuencia de una inhibición del reflejo vagal, pero no es suficiente para compensar la reducción de la respuesta simpática. Estos síntomas serán menos aparentes en lesiones por debajo de T6 y en lesiones incompletas. (Nobunaga, 1997) ; (Blackmer, 1997)

La hipotensión ortostática mejora, si bien no siempre, con el tiempo. (Mathias, 1992); (Nobunaga, 1997);(Blackmer, 1997) .Se producen cambios compensatorios en otros lechos vasculares que contribuyen a normalizar la presión arterial aún en ausencia de control simpático (Low, 1995).

La reducción del flujo sanguíneo renal activa el aparato yuxtaglomerular dando lugar a la estimulación del sistema renina-angiotensina-aldosterona (Mathias, 1995); (Mathias et al., 1975).

Otros mecanismos que también están implicados son la hipersensibilidad de los receptores de la pared vascular, alguna recuperación de los reflejos posturales a nivel espinal, y el aumento de tono muscular. (Mathias, 1995); (Mathias et al., 1975); (Guttmann et al., 1963) (Johnson and Park, 1973);(Poole et al., 1987)

Con el tiempo, aumenta a tolerancia a la hipotensión ortostática, aún con la evidencia de una reducción de la presión arterial en la posición de sentado. Este hecho se ha querido justificar por la posible existencia de un sistema de autorregulación del flujo sanguíneo cerebral que podría jugar un papel relevante en la adaptación a la hipotensión ortostática (Gonzalez et al., 1991).

BRADICARDIA Y PARO CARDIACO

El desequilibrio del sistema nervioso autónomo causado por la reducción de la actividad simpática y un relativo predominio del parasimpático puede provocar bradicardia (Teasell et al., 2000); (Frankel et al., 1975). Este es un problema grave en lesiones cervicales y torácicas altas, en especial en la fase aguda después de sufrir una lesión medular, pero se suele resolver después de 2-6 semanas. La estimulación traqueal durante las maniobras de aspirado en pacientes con lesiones cervicales altas con traqueotomía, pueden desencadenar fenómenos de bradicardia, con peligro de paro cardíaco, debido a estimulación vagal. (Frankel et al., 1975); (Dollfus and Frankel, 1965)

No existe evidencia de aumento de trastornos como las arritmias en lesionados medulares crónicos. (Leaf et al., 1993)

DISRREFLEXIA NEUROVEGETATIVA

Los pacientes con una LM por encima del sexto segmento neurológico torácico, pueden sufrir frecuentemente un cuadro de disrreflexia neurovegetativa, cuyo síntoma principal consiste en un aumento de la presión arterial.

El Sistema Nervioso Autónomo de las personas con una lesión medular puede en mucho casos convertirse en hiperactivo dar lugar a un cuadro clínico denominado disrreflexia neurovegetativa. Se manifiesta básicamente por un aumento de la presión arterial (hipertensión) con una presión sistólica de más de 200 mm Hg, bradicardia o taquicardia, cefalea, congestión facial, sudoración, hipertermia, congestión nasal, nauseas y otros signos de hiperactividad autonómica. Estos episodios de disrreflexia pueden ser espontáneos o bien relacionados con una infección u otra complicación .Las disrreflexia neurovegetativas importantes deben ser tratadas adecuadamente. (Krassioukov et al., 2003)

El tratamiento urgente de la disrreflexia autonómica se centra, de entrada, en identificar las posibles causas. Si el episodio se produce durante alguna manipulación, como la estimulación rectal, dicha actividad debe ser interrumpida. Una de las causas más frecuentes es una distensión vesical por dificultad de vaciado, siendo preciso, colocar, en muchos casos, una sonda vesical. Si la causa de la disrreflexia no se encuentra, deben de utilizarse fármacos como los bloqueantes de los canales de calcio, nitroglicerina (como vasodilatador), clonidina (antihipertensivo), hidralazina (como vasodilatador) para reducir la presión arterial. (Krassioukov, 2004)

La causa de la disrreflexia autonómica es muchas veces difícil de definir por la misma lesión medular. Por ejemplo, una infección urinaria, litiasis renal o vesical, fecalomas, ulcus gástrico, hemorroides, úlceras por presión, dolor, fracturas, osificaciones heterotópicas y otras muchas son factores que pueden desencadenar crisis autonómicas en lesionados medulares de niveles cervical o torácico alto.

Otras veces la disrreflexia neurovegetativa puede producirse durante la actividad sexual, el embarazo o el parto. Afortunadamente la disrreflexia asociada al orgasmo o bien a la actividad sexual suele ser controlable con medicación específica; en cambio, en los casos de embarazo y sobretodo durante el parto, el ginecólogo y el anestesista que atiendan el momento del parto, deben conocer bien las manifestaciones y que tratamientos deben aplicar previamente y durante las maniobras de todo el proceso.

(Consortium, 1997) (Consortium for Spinal Cord Medicine. Clinical Practice Guidelines: Acute management of autonomic dysrreflexia)

REDUCCIÓN DEL EJERCICIO CARDIOVASCULAR Y ALTERACIÓN DE LA CAPACIDAD DE EJERCICIO

Es bien conocido que una vida sedentaria puede ser causa de un aumento del riesgo de morbimortalidad. La supervivencia de los LM en estos últimos años ha mejorado de forma ostensible coincidiendo con los avances médico quirúrgicos que han permitido reducir de forma importante las complicaciones que hasta ahora representaban la primera causa de mortalidad entre esta población (UPP, infecciones urinarias y deterioro renal....). En la actualidad las enfermedades cardiovasculares se han convertido en la causa principal de morbimortalidad en los LM, igual que sucede en la población general. Estudios recientes muestran que la enfermedad cardiovascular es la primera causa de muerte en LM de más de 30 años de evolución (46% del total de muertes) y en aquellos LM de más de 60 años de edad (35% del total de muertes) (Whiteneck et al., 1992) . Asimismo hay otros autores que describen mayor riesgo cardiovascular y por tanto mayor morbimortalidad en la población lesionada medular comparada con la población general.

El control voluntario de la masa muscular se reduce tras una lesión medular. (Figoni, 1990) Además la reducción de las aferencias simpáticas en lesionados medulares completos causa una pérdida de forma física y una menor capacidad de adaptación al ejercicio físico. (Teasell et al., 2000) (Figoni, 1990) (Hooker and Wells, 1989); (Coutts et al., 1983). De este modo, la capacidad del ejercicio se manifiesta por un $V0_{2max}$ reducido, y un ejercicio no tolerado lleva a una situación general de no estar en condiciones. A pesar de estas limitaciones se han descrito diferentes opciones para la práctica de ejercicios específicos en la población lesionada medular. (Ashley et al., 1993; Cowell, 1986; Cowell et al., 1986; Davis et al., 1981a; Davis et al., 1981b; Hooker et al., 1992; Jacobs et al., 1997; Klose et al., 1997; Laskin et al., 1993; Nash et al., 1997); (Davis et al., 1987); (Davis, 1993; Gass et al., 1980);(Hoffman, 1986);(Knutsson et al., 1973); (Cooney and Walker, 1986; Pollock et al., 1974a; Pollock et al., 1974b); (Nilsson et al., 1975);(Hjeltnes et al., 1997)

Los pacientes con tetraplejias presentan una frecuencia cardiaca máxima menor comparados con un grupo control sin lesionado medular o con pacientes afectos de una paraplejia (Coutts et al., 1983).

ENFERMEDAD CORONARIA

Se ha publicado en diferentes estudios que en los lesionados medulares presentan mayores incidencia de enfermedad coronaria (Bauman et al., 1999c) ;(Krum et al., 1992), sin embargo otros trabajos sugieren que no hay diferencias entre el colectivo de LM y la población general (Cardus et al., 1992). Estas discrepancias seguramente hay que buscarlas en el escaso número de sujetos de los estudios. De todas formas lo que si está claro es que la enfermedad cardiaca se ha convertido en una de las primeras causas de mortalidad y morbilidad de las personas con una LM, (DeVivo et al., 1993); (Soden et al., 2000).

De aquí la importancia de programa de prevención para evitar estos factores de riesgo, y que desgraciadamente no existen entre este colectivo.

Factores de riesgo cardiovascular :

- Disminución de la actividad física
- Disminución del colesterol-HDL
- Alteraciones en la tolerancia a la glucosa, resistencia a la insulina
- Obesidad
- Factores psicosociales
- Depresión
- Aislamiento social
- Factores de riesgo emergentes
    - Oxidantes
    - Activadores plaquetarios
    - Aumento de homocisteina en el plasma
    - Actividad inflamatoria (reflejada en un aumento de la
    - proteína C-reactiva)

Recomendaciones para la prevención de los factores de riesgo cardiovascular

Existen numerosos estudios, de carácter longitudinal, sobre los factores de riesgo cardiovascular, como el trabajo de Framingham. (Kannel, 1990c);(Kannel, 1990a); (Kannel, 1990b);(Martin et al., 1986); (Grundy et al., 1998). En la población lesionada medular existe una mayor prevalencia de factores que potencialmente comportan un mayor riesgo cardiovascular, como la disminución de la actividad física, la disminución del colesterol-HDL y la intolerancia a la glucosa. (Yekutiel et al., 1989);(Bauman et al., 1999d);(Bauman et al., 1999a);(Bauman et al., 1999c);(Duckworth et al., 1980);(Spencer et al., 1965);(Figoni, 1993). Sin embargo es necesario distinguir entre los factores modificables y los no modificables; sobre estos últimos, como la edad, el sexo, la historia familiar no podemos influir, pero en cambio si podemos y debemos actuar sobre los modificables. (Liebson and Amsterdam, 1999);(Kannel and McGee, 1979).

Entre los factores modificables, destacan:

- Hipertensión arterial
- Tabaquismo
- Elevación del colesterol-LDL
- Aumento colesterol total
- Disminución del colesterol-HDL
- Inactividad física

  Obesidad

  Intolerancia a la glucosa

(Kannel and Sorlie, 1979);(Martin et al., 1986);(Liebson and Amsterdam, 1999);(Kannel and McGee, 1979);(Rosenberg et al., 1980);(Terres et al., 1994)

Hipertensión arterial (HTA)

Existe evidencia de que un buen control de la hipertensión arterial, reduce la morbi-mortalidad por enfermedad coronaria, accidente vascular cerebral, neuropatía, insuficiencia cardiaca congestiva, etc.. (Kannel, 1990c); (Martin et al., 1986); (Liebson and Amsterdam, 1999). Asimismo, hay trabajos que sugieren que existe una tendencia a la hipertensión arterial en pacientes con una lesión medular (Frankel et al., 1972) , hipertensión arterial en la mayoría de los casos idiopática, si bien en algún caso relacionado con patología renal (Talbot, 1966). Un tratamiento eficaz de la misma reducirá las complicaciones secundarias a este factor de riesgo.

Tabaquismo

La relación entre cigarrillos y factor de riesgo cardiovascular está bien establecida; (Ockene, 1998) así como la reducción en el riesgo de infarto de miocardio cuando se abandona el hábito tabáquico (Rosenberg, 1985). De aquí la importancia de insistir y tratar a los lesionados medulares que fuman.

Anormalidades del perfil lipídico

Si bien se trata en otro capítulo del trabajo, la elevación del colesterol-LDL es uno de los factores más relevantes de riesgo cardiovascular. Los lesionados medulares suelen tener niveles de colesterol-LDL parecidos a los de la población general (Bauman et al.,

1999a); (Bauman and Spungen, 1994) ;(Bauman and Spungen, 2000). Se considera que los valores de colesterol-LDL por encima de 160 mg/dl poseen una connotación negativa y en cambios, valores por debajo de 130 mg/dl tienen un valor favorable, si bien el objetivo de la prevención es conseguir valores entorno a los 100 mg/dl.

Otro factor a tener en cuenta es el colesterol-HDL. Se sabe que entre un 24-40% de los LM presentan cifras de colesterol-HDL por debajo de 35 mg/dl, comparados con la población en la cual la prevalencia de estos baja a valores de un 10% solamente (Bauman et al., 1999c);(Bauman and Spungen, 1994).

Inactividad física

Existe amplia evidencia acerca del efecto negativo de una vida sedentaria sobre el riesgo cardiovascular (Liebson, 1999); (Liebson and Amsterdam, 1999);(Berlin and Colditz, 1990). Alguno de los mecanismos a través del cual ejercería sus efectos favorables la actividad física sería a través del efecto antiaterogénico inducido por el aumento del colesterol-HDL y disminución del colesterol-LDL y de los triglicéridos, efectos favorables sobre la adhesividad plaquetaria y la viscosidad sanguínea, aumento de la sensibilidad de la insulina y disminución de la presión sanguínea. Todos ellos factores que parecen influir directamente sobre la mejora de la calidad de vida y el nivel de salud.

Obesidad

El exceso de peso y la obesidad es una de las complicaciones más frecuentes en los lesionados medulares. (Buchholz and Bugaresti, 2005);(Jones et al., 2003);(Beck, 1998);(Blackmer and Marshall, 1997); (Anson and Shepherd, 1996);El exceso de peso corporal contribuye a la resistencia a la insulina y aumenta los factores de riesgo cardiovascular(Eckel, 1997; Kocina, 1997); (Maki et al., 1995) . En los lesionados medulares es recomendable una reducción en el consumo de calorías y la práctica regular de ejercicio físico. (Beck et al., 1996) En términos generales, se aconseja una reducción de un 10% en la ingesta energética basal, de un 10% en los parapléjicos, y de hasta un 25 % en los tetrapléjicos, en relación con la población general. (Peiffer et al., 1981)

Diabetes, alteración de la tolerancia a la glucosa e hiperinsulinemia

El riesgo cardiovascular es superior en los pacientes diabéticos (Kannel and McGee, 1979); (Grundy et al., 1999) ; (Joslin, 1927) . Gran parte de este riesgo es debido a las anormalidades del perfil lipídico, pero factores como los niveles de insulina y la glicemia también juegan un factor importante. (Ruige et al., 1998);(Despres et al., 1996).

La prevalencia de intolerancia a la glucosa, resistencia a la insulina e hiperinsulinemia está aumentada en los lesionados medulares crónicos (Bauman and Spungen, 1994);(Duckworth et al., 1980). Este aumento de la resistencia a la insulina en los lesionados medulares estaría relacionado con cambios en el control motor y la inervación sensitiva de la musculatura esquelética después de la lesión, con la inactividad física prolongada y el aumento de la adiposidad subsiguiente.

Factores psicosociales

La depresión, el aislamiento social, el stress crónico, son factores conocidos como factores que puedan incrementar el riesgo cardiovascular (Rozanski et al., 1999);;(Kaplan and Keil, 1993);(Pratt et al., 1996);(Eaton et al., 1996);(Liebson and Amsterdam, 1999);(Liebson and Amsterdam, 2000);. Parece que los mecanismos que estarían relacionados con este hecho habría que buscarlos en la alteración de la función plaquetar en la depresión y el desarrollo de la aterogénesis a partir de cambios hormonales, como el incremento de los niveles de cortisol.

Existen estudios que demuestran que existe mayor incidencia de depresión y aislamiento social entre el colectivo de LM que en la población general (Brown and Billman, 1988); (Macleod, 1988); (Consortium, 1998)

Factores de riesgo emergentes

Además de los factores de riesgo clásicos descritos anteriormente, existen nuevos aspectos que parece puedan influir, con mayor o menor incidencia, en los factores de riesgo cardiovascular.

Los oxidantes, los activadores plaquetarios, el aumento de la homocisteina plasmática, los procesos inflamatorios (reflejados en un aumento de la proteína C-reactiva parece tener efectos desfavorables). (Lee et al., 2005) (Liebson and Amsterdam, 2000) ; (Albert and Ridker, 1999);(Rohde et al., 1999);(Ridker, 1999);(Force et al., 1991);

(Ridker et al., 1998); (Ridker and Haughie, 1998); (Eikelbloom JW, 1999), si bien de momento existen pocas publicaciones relacionadas con la lesión medular.

TROMBOEMBOLISMO

El tromboembolismo, junto con los problemas respiratorios en pacientes tetrapléjicos, constituye una de las principales complicaciones en las fases iniciales después de una lesión medular. (2000) ;(Consortium 1999).

La Trombosis Venosa Profunda (TVP) está asociada a varios factores como la inmovilización, la cirugía, los traumatismos y la parálisis. La prevención de esta complicación pasa por la utilización de sistemas pneumáticos, camas de movimiento continuo o giratorias, la utilización de la heparina de bajo peso molecular o la anticoagulación. Todo ello para evitar la complicación más grave con alta tasa de mortalidad que es el tromboembolismo pulmonar (TEP).

ENFERMEDAD ARTERIAL PERIFERICA

Con el incremento de la edad en los lesionados medulares, aumentan las complicaciones vasculares periféricas, especialmente en población diabética y fumadora (Joyce JW, 1998); (Lee, 1991) .

Las complicaciones más habituales descritas en este grupo de población son la flebotrombosis, la insuficiencia arterial, el edema periférico y la decoloración de la piel. Es bien conocido que el flujo venoso en las partes paralizadas de los pacientes con una lesión medular se reduce por diferentes causas: (Rossi et al., 1980); (Seifert et al., 1972)

1. La parálisis de la musculatura de las piernas impide el funcionamiento de la bomba músculo-esquelética.
2. La disminución del tono venomotor
3. El aumento de los factores de la coagulación.

Además de estas causas, otros factores como la arteriosclerosis, las alteraciones lipídicas, el tabaquismo, la intolerancia a la glucosa, etc... incrementan la posibilidad de padecer enfermedad vascular periférica. Asimismo, se ha sugerido que la atrofia de las arterias, debido a la inmovilidad de las extremidades inferiores podría también influir en la mayor incidencia de alteraciones vasculares periféricas (Joyce JW, 1998); (Taylor et al., 1993)

Fisiología del Ejercicio y Salud

Desde hace siglos se ha considerado el ejercicio físico como "bueno para el cuerpo"; desde la época de Maimonides (1199) con su reflexión en su libro *Treatise of Higiene,* :"Anyone who lives a sedentary life and does not exercise, even if he eats good foods and takes care of himself according to proper medical principles-all his days will be painful ones and his strength shall wane". Los médicos, desde la Antigua Grecia y China, hasta la Europa medieval recomendaban algún tipo de ejercicio para tratar o prevenir enfermedades.

El estudio de la fisiología del ejercicio, nace con los trabajos de Antoine Lavoisier 1777 y Lavoisier y Pierre de Laplace en 1780, que desarrollan las técnicas para medir el consumo de 02 y la producción de C02 en reposo y durante el ejercicio. Durante el 1800, los científicos europeos estudian la respuesta metabólica al ejercicio (Scharling 1843; Smith 1857; Katzenstein 1891; Speck 1889; Allen y Pepys 1809).

Entre los años 1900 y 1920 aparecen diferentes trabajos sobre la fisiología del ejercicio. Entre ellos destaca George Fitz que publica en 1908 su libro "Principles of Physiology and Higiene". R.Tait McKenzie's publica en 1909 "Exercise in Education and Medicine". Otros autores profundizan sobre diferentes aspectos del ejercicio, entre ellos Archibald Hill, profesor de fisiología en Londres, que gana el premio Nóbel en 1923, sobre aspectos de medicina y fisiología del ejercicio.

Desde entonces se han prodigado los trabajos y los grupos interesados en este campo de la Fisiología. El American College of Sports Medicine (ACSM) (1975,1978) y la American Heart Association (AHA)(1975) , resumen y protocolizan estos hallazgos

.(Physical Activity and Health. A report of the Surgeon General. U.S: Departament of Health and Human Services).

En estas dos últimas décadas, expertos de diferentes disciplinas han puesto de manifiesto los beneficios del ejercicio físico y han establecido que tipo de entrenamiento es necesario para conseguir una determinada mejora en la salud. Asimismo, los científicos han intentado evaluar que hábitos de actividad física son necesarios según el segmento de población a estudiar y las estrategias a desarrollar para incrementar la actividad entre las personas sedentarias (Dishman, 1988).

EFECTOS BENEFICIOSOS DEL EJERCICIO

Musculoesquelético

Aumento de fuerza y resistencia

Aumento de masa muscular

Obesidad

Reducción mantenida de peso

Cardiovascular

Disminución de la hipertensión arterial

Reducción mantenida de lípidos en sangre

Aumento $V0_{2max}$

Disminución frecuencia cardiaca submáxima

Endocrino

Aumento tolerancia glucosa

Emocional

Aumento de la sensación de bienestar

Neurológico

Aumento del equilibrio y la coordinación

Aumento de la tolerancia al dolor

Envejecimiento

Prevención de caídas

Aumento de la capacidad funcional

Discapacidad

Aumento de la calidad de vida

Aumento del $V0_{2max}$

Disminución de las complicaciones

En el sexo femenino

Disminución del síndrome premenstrual

Disminución de los síntomas de endometriosis

Adaptado Buschbacher R, Porter D.: Deconditioning, Conditioning, and the benefits of exercise.

Pensemos que aproximadamente un 12% de las muertes que se producen en Estados Unidos cada año se atribuyen a la falta de actividad física (McGinnis and Foege,

1993). La inactividad física está directamente relacionado con factores de riesgo cardiovascular (Fletcher et al., 1992), accidente vascular cerebral (Rodríguez et al., 1994); (Abbott et al., 1994), y diabetes no insulino-dependiente (Burchfiel et al., 1995); (Lynch et al., 1996) en la población general.

Las personas con una lesión medular u otra discapacidad física de origen neurológico suelen llevar una vida mucho más sedentaria que la población general(Dearwater et al., 1985).Como ya hemos descrito, estos factores favorecen el aumento de la morbi-mortalidad en la población discapacitada con una lesión medular (Gerhart et al., 1993); (Rimmer et al., 1996).

Todos estos factores negativos podrán prevenirse o eliminarse con actividad física. Se conoce los efectos en la población general, pero existen pocos trabajos sobre el impacto del ejercicio físico en la reducción de las complicaciones en los lesionados medulares. Será imprescindible estudiar la eficacia de la actividad física sobre la reducción del número de complicaciones de los lesionados medulares y sobre factores de riesgo de morbi-mortalidad.

Terminología de la actividad física, ejercicio físico, y salud

Actividad física: definida como el movimiento corporal producido por la contracción de la musculatura esquelética que incrementa el gasto de energía por encima del nivel basal. La actividad física puede clasificarse de varias maneras, según el tipo, la intensidad o el objetivo.

Asimismo como la contracción muscular tiene propiedades mecánicas y metabólicas, también puede clasificarse según estos parámetros. Estas diferencias pueden causar confusión. La clasificación mecánica se utiliza para valorar la contracción muscular que es causante de un movimiento de una extremidad: isométrica (misma longitud) o ejercicio estático si no se produce movimiento, o isotónica (misma tensión) o ejercicio dinámico si existe movimiento de la extremidad. La clasificación metabólica analiza la participación del oxígeno en el proceso de la contracción muscular, e incluye el proceso aeróbico o anaeróbico. Una actividad es aeróbica o anaeróbica dependiendo de la intensidad del esfuerzo. Muchas actividades incluyen tanto contracciones estáticas como dinámicas y metabolismo aeróbico y anaeróbico.

La actividad física de una persona o grupo, suele clasificarse a menudo según como y donde ocurre. Categorías habituales utilizadas incluyen las actividades desarrolladas en domicilio, el tiempo libre, en los desplazamientos. A su vez, por ejemplo, las actividades desarrolladas durante el tiempo libre, pueden subdividirse por ejemplo, en deporte competitivo, actividades de ocio y ejercicios de entrenamiento.

Ejercicio (o entrenamiento del ejercicio) : Ejercicio y actividad física, se han utilizado en el pasado como sinónimos, pero más recientemente el ejercicio se ha definido como una subcategoría de la actividad física. La actividad física está protocolizada, estructurada, es repetitiva y su objetivo es mantener o mejorar uno o varios componentes del ejercicio físico. El entrenamiento del ejercicio tiene como único objetivo conseguir una resistencia al ejercicio físico.

Ejercicio físico: El ejercicio físico se ha definido de varias formas (Park 1989). Una definición aceptada es la capacidad de realizar diariamente actividades con vigor y motivación, sin entrar en fatiga, y con suficiente energía para disfrutar durante el tiempo que se realiza el ejercicio sin precisar de atención urgente. El ejercicio físico incluye resistencia cardiorrespiratoria, resistencia de la musculatura esquelética, fuerza de la musculatura esquelética, velocidad, flexibilidad, agilidad, respuesta rápida al estímulo, y adecuada composición corporal.

Capacidad aeróbica

Es un término utilizado para medir la capacidad de trabajo de un individuo.

Está representado por la variable consumo máximo de 02 ($V0_{2max}$), expresada en mililitros de 02 consumidos por Kg de peso corporal por minuto.

El total del V02 nos da una medida del aumento en el consumo energético de la musculatura esquelética periférica. La medida de V02 es utilizada como medida del trabajo físico bien realizado.

Ejercicio aeróbico

Se refiere a un programa de ejercicio que involucra ejercicios dinámicos con grandes grupos musculares, de suficiente intensidad, duración, y frecuencia para modificar la respuesta cardiopulmonar al ejercicio.

La *intensidad del ejercicio aeróbico* se define en términos de respuesta fisiológica individual o en términos de intensidad del ejercicio.

La *duración* de un ejercicio típico de un programa de entrenamiento aeróbico e de unos 20 a 30 minutos. En general, un ejercicio de baja intensidad requiere más tiempo;

en cambio en un ejercicio de mayor intensidad se consiguen los efectos del entrenamiento en menos tiempo.

Un patrón de *frecuencia* muy habitual, suele comportar la realización de ejercicios 3 veces por semana. Ejercicios de menor intensidad requieren entorno a 5 días por semana para conseguir un adecuado entrenamiento aeróbico.

Especificidad. En todo proceso de reeducación al ejercicio se requiere la especificidad del mismo.

Ejercicio en la Lesión Medular

Desde hace muchos años se intenta definir cuales son las necesidades de ejercicio en una persona afectada por las secuelas de una lesión medular de cara a reducir o evitar un rápido deterioro en su calidad de vida. A tenor de los resultados de las publicaciones en población general, se intenta extrapolar los resultados a la población discapacitada, aconsejando un ejercicio regular.

Según trabajos epidemiológicos publicados (Gerhart et al., 1993) , en USA la prevalencia de lesionados medulares en 1993 era de unos 179.000, de los cuales un 40% tenían más de 45 años, y uno de cada cuatro parapléjicos o tetrapléjicos ha vivido más de 20 años con la discapacidad. Sin embargo esta condición médica debe ser analizada como cambiante ya que las necesidades, las habilidades, y las limitaciones irán cambiando a lo largo del tiempo. (Zola, 1989)

A partir de un cierto tiempo de evolución de la lesión pueden empezar a aparecer fenómenos de fatiga, dolor, pérdida de fuerza, limitaciones articulares, problemas asociados a neuropatías e incluso, en algún caso, deterioro neurológico (Zola, 1989); (Waters et al., 1993); (Ohry et al., 1983).

Muchos autores opinan que un ejercicio prudente, pero regular, después de padecer una lesión medular, puede constituir un medio para evitar o prevenir el consiguiente deterioro físico. Sin embargo, la realidad es otra. Los lesionados medulares, en general, llevan una vida sedentaria, que podría explicar el mayor riesgo cardiovascular y, en muchos casos, la baja condición física. (Bauman et al., 1999a); (Washburn and Figoni, 1999);. Como ejemplo, cabe destacar el artículo de (Noreau et al., 1993), donde se muestra que aproximadamente uno de cada cuatro parapléjicos jóvenes y sanos no consigue los niveles suficientes de consumo de 02, en una prueba de esfuerzo con ciclo ergómetro, para realizar muchas de las actividades esenciales de la vida diaria.

Pensemos que complicaciones como la enfermedad cardiovascular, los trastornos del perfil lipídico, la resistencia a la insulina, el deterioro músculo-esquelético, la obesidad, etc.. , son todas ellas complicaciones típicas de los lesionados medulares, y que en la población no discapacitada se tratan con el ejercicio.

Autores como Drory y Ohry muestran que existe una reducción en la capacidad de adaptación cardiovascular a la realización del ejercicio en los sujetos de nivel cervical o dorsal alto, debido a una falta de regulación del sistema simpático, una disminución de las catecolaminas plasmáticas y una disminución de la función pulmonar. (Drory et al., 1990).En estos pacientes, la elevación de la frecuencia cardiaca durante el ejercicio depende de la reducción del tono vagal y de la acción estimulante de las catecolaminas circulantes. (Schmid et al., 1998a)

Las consecuencias de un ejercicio imprudente pueden ser, a veces, peligrosas. Por este motivo será importante identificar cuales son aquellas actividades o ejercicios a realizar que no aumenten el riesgo de complicaciones, y que por otro lado reduzcan los factores de riesgo cardiovascular.

Los individuos con una lesión medular crónica experimentan diferentes tipos de alteraciones circulatorias, dependientes del nivel lesional. En lesiones por encima de D1 (primer segmento neurológico dorsal), lesiones cervicales y dorsales altas, son frecuentes los cuadros de hipotensión, con cifras tensionales máximas de unos 70 mmHg. Estas personas, con estos niveles lesionales, presentan una reducción crónica de la precarga cardiaca y del volumen sanguíneo, que causará a largo plazo una hipertrofia del ventrículo izquierdo (Kessler et al., 1986);(Nash, 1994). En cambio, los pacientes con una paraplejia de larga evolución son normotensos y tienen una masa ventricular izquierda normal.

Asimismo, los lesionados medulares pueden presentar a menudo aumento de la resistencia vascular en los miembros paralizados, que puede revertir con el ejercicio y con la estimulación eléctrica funcional. (Hopman et al., 2002)

Ejercicios para el sistema circulatorio: Ejercicios de estimulación eléctrica

Existen varias formas de estimulación eléctrica como medio de promover el ejercicio muscular, para aplicar a los lesionados medulares. Dentro de este capítulo cabe destacar la estimulación de las extremidades inferiores y extremidades superiores, bicicleta para piernas, ciclo ergómetro asistido, estimulación eléctrica funcional (FES) para bipedestación y marcha con y sin ortesis. Muchos de estos ejercicios se utilizan para estimular musculatura paralizada o parcialmente activa. Se sabe que la estimulación eléctrica produce a nivel local un aumento de la masa muscular, hipertrofia, y una adaptación fisiológica de las fibras musculares, aumentando su resistencia. Se ha utilizado en fases agudas para mejorar la respuesta a la hipotensión ortostática y potenciar la fibrinolisis. (Lopes et al., 1984); (Katz et al., 1987).. Muchos de los sistemas utilizados, emplean la estimulación superficial, con electrodos de superficie y no implantados, con resultados relevantes. (Scott et al., 2005);(Ferrante et al., 2004);(Rupp and Abel, 2005);(Fornusek and Davis, 2004);(Szecsi et al., 2004);(Jacobs et al., 2003);(Petrofsky and Laymon, 2004);(Agarwal et al., 2003)

Adaptación física al ejercicio en los Lesionados Medulares

Tras un traumatismo grave de la médula espinal , además de las consecuencias más visibles como la parálisis de la musculatura y las alteraciones de la sensibilidad por debajo del nivel de la lesión, falta de control de esfínteres, alteraciones en la esfera sexual, cambios en el sistema vegetativo, etc.. se pueden dar toda una serie de procesos o complicaciones, que si bien de entrada no son siempre visibles, pueden representar a corto y medio plazo un deterioro del estado de salud y en muchos casos ser causa de fallecimiento.

Muchas de estas complicaciones como, por ejemplo, los cambios metabólicos y endocrinos, pueden desembocar en enfermedades cardiovasculares y diabetes y ser causa de reducción de la supervivencia en este colectivo.

Las personas afectas de una LM crónica presentan alteraciones metabólicas a nivel de hidratos de carbono, lípidos, metabolismo osteo-cálcico, cambios a nivel anabólico hormonal, cambios en la función tiroidea y adrenal, en el equilibrio hidrosalino, etc....

La mayoría de estos cambios metabólicos están relacionados básicamente con la inactividad física, como consecuencia directa de la lesión. Por ello, aumentar el grado de actividad física representa uno de los aspectos más relevantes de cara a reducir estos factores de riesgo cardiovascular.

La posibilidad de conocer con detalle estas alteraciones representa el primer paso de cara a reducir factores de riesgo y así posibilitar mejoras en la calidad de vida y longevidad en los lesionados medulares.

Metabolismo de los hidratos carbono (HC)

Las alteraciones en la tolerancia oral a los hidratos de carbono son más frecuente en los lesionados medulares que en la población general. (Bauman and Spungen, 1994);(Bauman et al., 1999b);(Duckworth et al., 1980).

En la mayoría de los lesionados medulares que muestran alteraciones en la tolerancia a la glucosa, se ha demostrado la existencia de resistencia periférica a la insulina medida por la recaptación de glucosa. La resistencia a la insulina y la hiperinsulinemia son factores que favorecen la aterogénesis y por tanto aumentan el riesgo cardiovascular.

Hay una serie de factores que influyen en los trastornos de los hidratos de carbono, ya de por si más relevantes en los lesionados medulares que en la población no parapléjica, como son la edad, los antecedentes familiares, la obesidad (más del 60% de LM está por encima del peso deseable), la inactividad física, la pérdida de masa muscular, el sexo femenino, patología asociada.

No olvidemos que la incidencia de Diabetes Mellitus en la población no parapléjica gira entorno a un 2-16%, cifras, muy inferiores a las registradas en la población con lesión medular.

Hay otros factores a tener en cuenta, como es que la denervación del músculo esquelético se ha demostrado que causa resistencia a la insulina, y que la inactividad prolongada produce alteraciones en la tolerancia a la glucosa y está asociado con hiperinsulinemia. (Lillioja et al., 1993); (Eriksson et al., 1989);(Warram et al., 1990);

Sabemos también, y esto son datos a tener en cuenta en las diferentes terapias a aplicar, que la FES (Estimulación Eléctrica Funcional) incrementa el tamaño y mejora la función de las fibras musculares que han quedado intactas. (Schmalbruch et al., 1991) ;(al-Amood et al., 1991)

La acción de la insulina tiene lugar básicamente a nivel del músculo, por tanto cualquier parálisis provoca una disminución de la cantidad y calidad de la masa muscular, y por tanto será básico conocer los cambios morfológicos, fisiológicos y bioquímicos en el músculo del LM. (Aksnes et al., 1996);(Lillioja et al., 1987)

Otro dato relevante a valorar es el tema de la obesidad, que se da en más del 60% de las personas afectadas de una LM. En diferentes estudios sobre el peso corporal deseable, se sabe que los sujetos parapléjicos deberían pesar entorno a 4-6 Kg menos y los sujetos tetrapléjicos entre 6 y 9 Kg por debajo del peso recomendable. No entraremos en las necesidades nutricionales de estos pacientes y de los factores que pueden influir en su estado, ya que es objeto probablemente de otras reflexiones, pero es indudable que si queremos reducir el riesgo cardiovascular y mejorar la tolerancia a los hidratos de carbono, es necesario también abordar este capítulo.

Estaríamos ante el llamado SINDROME METABOLICO en los lesionados medulares: este síndrome se ha relacionado con la obesidad tanto global como regional, intolerancia a la glucosa, hiperinsulinemia, anormalidades del perfil lipídico, hipertensión arterial (HTA). Es probable que en lesionados medulares crónicos exista una tendencia a la hipertensión arterial debido a un estado de resistencia a la insulina. Además hay otro componente del síndrome metabólico la hiperuricemia. En sujetos con hiperinsulinemia e hipertrigliceridemia se presenta también hiperuricemia. Así, el síndrome metabólico del lesionado medular estaría caracterizado por los siguientes parámetros:

SINDROME METABOLICO EN EL LESIONADO MEDULAR
- Desarrollo de una DM-no dependiente de insulina
- Alteraciones en la tolerancia a la glucosa.
- Aumento en la concentración de triglicéridos
- Disminución en la concentración de colesterol-HDL y -aumento en la concentración colesterol-LDL.

Todos estos factores contribuyen a un mayor riesgo cardiovascular, con un riesgo añadido de padecer también una DM (obesidad, inactividad física, dieta hipercalórica). Analicemos algunos de los trabajos más representativos que avalan esta tesis:

Duchworth (Duckworth et al., 1980) y su grupo estudian un colectivo de 45 LM crónicos, en los que 23 presentaban una DM, diagnosticados por un test de respuesta a 100 gr. de glucosa administrada por vía oral, según el criterio del Grupo Nacional de Diabetes. 12 de los 23 pacientes con DM presentaban además, hiperinsulinemia y resistencia a la insulina.

Otro interesante hallazgo de este trabajo era que los pacientes con una evolución más larga en su lesión presentaban mayor incidencia de DM y resistencia a la insulina que los sujetos con tolerancia normal a la glucosa y sensibles a la insulina.

Tal como podemos ver en el gráfico del estudio de Baumann (Bauman et al., 1999b), comparando la concentración de glucosa y de insulina entre los grupos control y los lesionados medulares, estos últimos presentan valores más latos de glucosa y de insulina en plasma que los sujetos del grupo control.

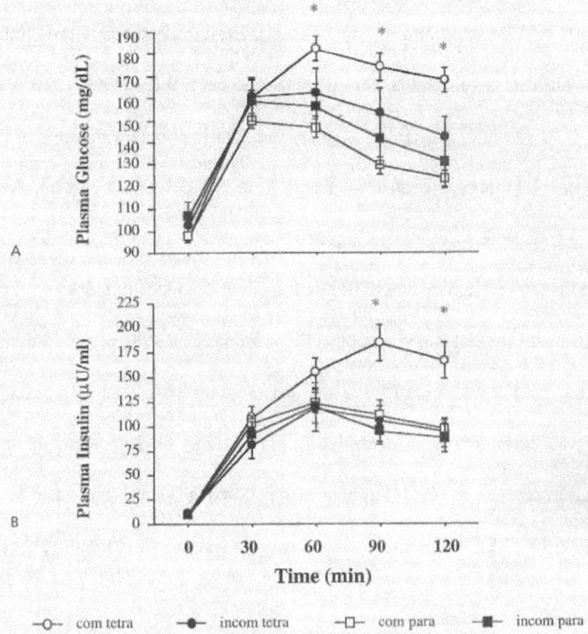

FIGURE 11.1. Comparison of oral glucose tolerance by neurologic deficit. A; Plasma glucose concentration versus time after a 2-hour oral glucose tolerance test. B; Plasma insulin levels versus time after a 2 hour oral glucose tolerance test. An asterisk (*) above the time point displays significant differences ($p < 0.05$) between the motor complete tetraplegia group and the three other neurologic deficit groups (incomplete tetraplegia, complete paraplegia, incomplete paraplegia). (From Bauman WA, Adkins RH, Spungen AM, et al. The effect of residual neurological deficit on oral glucose tolerance in persons with chronic spinal cord injury. *Spinal Cord* 1999;37:765–771, with permission.)

Baumann 1999 Spinal Cord

No olvidemos que, en la población general, sólo el 6,6% de la población general muestra criterios diagnósticos de DM.

Otro de los trabajos interesantes en este campo, es también de Bauman del Hospital Mount Sinai de NY(Bauman and Spungen, 1994). En uno de sus primeros trabajos en 1994, realizó un test de tolerancia a la glucosa oral en 100 lesionados medulares, 50 parapléjicos y 50 tetrapléjicos. En este grupo de 100 lesionados medulares crónicos observó que un 22% presentaban DM, frente a un 6% del grupo control. Asimismo observó que la prueba de tolerancia a la glucosa era normal en el 82% de los controles, en el 38% de los tetrapléjicos y en el 50% de los parapléjicos estudiados.

En un trabajo posterior del mismo autor, (Bauman et al., 1998) presenta datos sobre 201 lesionados medulares sometidos a un test de tolerancia a la glucosa (75 g de glucosa oral) observando que 27, (un 13%), presentaban DM y 56 pacientes (29%) mostraban alteraciones en la tolerancia a la glucosa según los criterios de la clasificación de DM. En el mismo trabajo, tal como se puede apreciar en la gráfica anterior,

- Los sujetos con una tetraplejia completa presentaban peor tolerancia a los hidratos de carbono: el 73% de los pacientes con una tetraplejia completa y el 44% de tetrapléjicos incompletos, frente a un 24% de parapléjicos completos y un 31% de parapléjicos incompletos.

Asimismo los lesionados medulares con una tetraplejia completa presentaban un pico más alto de concentración plasmática de insulina después del test oral de glucosa, comparado con otros grupos con menor déficit neurológico. La tolerancia a los hidratos de carbono fue similar tanto en mujeres como en hombres, si bien los niveles de insulina plasmática en los puntos intermedios (30,60 y 90 min.) fue significativamente superior en los varones sugiriendo un relativo estado de resistencia a la insulina en el grupo de hombres en relación al de mujeres. El trabajo concluye que los picos de aumento de glucosa están asociados con el incremento de masa corporal, con la tetraplejia completa y la edad avanzada (especialmente en hombres de edad avanzada).

Incluso en ausencia de trastornos en la tolerancia a la glucosa, la resistencia a la insulina y la hiperinsulinemia son condiciones que favorecen la aterogénesis

Aproximadamente el 6,6% de la población americana entre los 20 y los 74 años de edad, padecen una DM, en muchos casos clasificada como DM tipo II (Harris et al., 1987). Se considera que existen al menos 3 factores relacionados con la DM tipo II: la predisposición genética, una alteración en la acción de la insulina y un defecto en la función de las células beta del páncreas. En los lesionados medulares, la predisposición a desarrollar DM es mayor.

Debido a la acción predominante de la insulina en el músculo, y dado que en caso de parálisis se produce una disminución absoluta de la cantidad y calidad de la masa muscular, es importante estudiar los cambios morfológicos, fisiológicos y bioquímicos de los efectos de la LM sobre el músculo. La denervación de la musculatura esquelética causa resistencia a la insulina y por ello, la estimulación eléctrica sería un buen tratamiento para mejorar la función de las fibras musculares. No olvidemos que tras una LM se produce una rápida atrofia muscular y denervación de la musculatura correspondiente. Los sujetos afectos de una tetraplejia presentan una reducción en la captación de glucosa que es proporcional a la reducción de la masa muscular.

La inactividad prolongada es causa de alteraciones en la tolerancia de la glucosa y está asociado a hiperinsulinemia. Estudios epidemiológicos muestran que el ejercicio reduce la incidencia de DM.

Todos estos factores, junto con la obesidad, son causa de anormalidades en el metabolismo de los hidratos de carbono.

En lesionados medulares, diversos grupos de investigación han podido establecer una relación entre la obesidad, bajo nivel de actividad física, intolerancia a la glucosa, hiperinsulinemia, anormalidades lipídicas e hipertensión.

Asimismo hay que considerar la hiperuricemia como otro componente del síndrome metabólico

El último trabajo de Bauman insiste en estos aspectos e hipótesis del trabajo:

- Las anormalidades de los CH y el metabolismo lipídico son más frecuentes en los LM que en la población general
- Cuando se compara la población general con los lesionados medulares, estos últimos tienen más incidencia de intolerancia a los CH, resistencia a la insulina, incremento del colesterol-LDL, reducción de colesterol-HDL, asociado a incremento de la prevalencia de DM y enfermedad cardiovascular. (Bauman and Spungen, 2001)

Diferentes estudios muestran que la hiperinsulinemia de la obesidad es debido a la disminución de la respuesta del tejido periférico a la insulina. (Horton et al., 1970); (Nagulesparan et al., 1980); (Rabinowitz and Zierler, 1962).

La obesidad, la inactividad física y las dietas ricas en grasas son factores asociados a la Diabetes Mellitus, y todos ellos pueden ser modificados. La dieta puede ser establecida como elemento primordial para conseguir un peso adecuado. Según las recomendaciones del Comité de Alimentación y Nutrición de la Asociación Americana de Diabetes, una dieta correcta es aquella que del 55% al 60% del total de calorías debe ser en forma de carbohidratos y 0,8 g por Kg de peso corporal debe ser en forma de proteínas. Asimismo el consumo total de grasas debe restringirse a menos de un 30% del total de calorías, y el consumo de colesterol inferior a 300 mg por día. (Franz and Reader, 1991). Combinando el ejercicio con una dieta adecuada es la forma más correcta y eficaz de tratar los factores de riesgo de una DM. (Bourn et al., 1994); La hipótesis de que la DM tipo II puede prevenirse con tratamiento con sulfonilureas o biguanidas está sin demostrar y se necesitan estudios específicos para poder demostrar la eficacia de posibles terapias en este sentido. (Wahlin-Boll et al., 1980);

Alteraciones del metabolismo lipídico y riesgo cardiovascular

En estudios epidemiológicos como el de Framingham y el MRFIT, se ha observado que a partir de cifras de colesterol de 200 mg/dL, se incrementa de forma exponencial el riesgo cardiovascular (CV). Entre las diferentes fracciones del colesterol, cabe destacar que incrementos de las lipoproteínas colesterol-LDL y el descenso del colesterol-HDL son dos importantes factores de riesgo cardiovascular (CV). (Castelli, 1984); (Gordon et al., 1977);(Goldbourt and Medalie, 1979);Los lesionados medulares presentan mayor riesgo CV que la población general. (Whiteneck et al., 1992); (Bauman et al., 1999a);(Bauman et al., 1999b);(Bauman and Spungen, 2000);(Bauman and Spungen, 2001).

Entorno a un 10% de la población de Estados Unidos presenta valores de colesterol-HDL inferiores a 35 mg/dL, mientras que las cifras que se barajan en lesionados medulares están entre un 24% a un 40% inferiores a los valores de referencia, tal como se aprecia en los diferentes estudios publicados al respecto. (Bauman et al., 1992); (Dearwater et al., 1986);(Hooker and Wells, 1989);(Bauman et al., 1999a). Se ha demostrado en sujetos con una lesión medular una correlación inversa entre la concentración de triglicéridos y las cifras de colesterol-HDL, probablemente secundaria a un incremento en los niveles de insulina plasmática. (Bauman et al., 1992); (Golay et al., 1987);(Reaven, 1987)

Hay variaciones también entre diferentes niveles de lesión, así en el trabajo de Bauman, se aprecian niveles más bajos de colesterol-HDL en tetrapléjicos crónicos que en parapléjicos, así como también niveles más bajos de colesterol-HDL en lesiones completas que en incompletas. En cambio no se observaron diferencias significativas entre hombres y mujeres. (Bauman et al., 1998)

Todos estos factores de riesgo cardiovascular se pueden mejorar con el ejercicio físico, que se sabe influye positivamente sobre los niveles de colesterol-HDL en sujetos con y sin lesión medular. (Bauman et al., 1992);(Kersten et al., 2000);(Hooker and Wells, 1989); (Hartung, 1995); (LaPorte et al., 1983).De aquí la importancia de insistir en el ejercicio diario, compatible con la lesión medular, como un elemento básico de reducción del riesgo cardiovascular.

A todo ello hay que añadir factores como la inmovilización, dietas ricas en calorías y aumento de peso corporal como factores que influyen en el incremento en los valores de los triglicéridos y en la disminución del colesterol-HDL (Schlierf et al., 1971) . Asimismo la ingesta de alcohol afecta también los valores del colesterol-HDL. (Valimaki et al., 1988)

El consumo de tabaco también se ha visto que se asocia con la resistencia a la insulina y bajos niveles de colesterol-HDL. (Facchini et al., 1992); (Criqui et al., 1980) Por tanto este factor es otra de los efectos adversos del tabaco y una causa más para dejar de fumar.

El objetivo del tratamiento de la hiperlipidemia se centra básicamente en la prevención de la morbi-mortalidad cardiovascular.

Las recomendaciones de la terapia del Programa Nacional de Educación del Colesterol en Estados Unidos se basan en actuar sobre los niveles de colesterol-LDL en asociación con la presencia o ausencia de los factores de riesgo cardiovascular.(Summary of the Second Report of the Nacional Colesterol Education

Program (NCEP) Expert panel on Detection, Evaluation, and Treatment of High Blood Colesterol in Adults) (1993)

Colesterol-HDL (Lipoproteínas de alta densidad)

Existen diferentes estudios que intentan comparar los niveles de colesterol-HDL de los lesionados medulares con la población general no discapacitada.

En el trabajo de Washburn publicado en *Spinal Cord* (Washburn and Figoni, 1999), se recoge los resultados publicados por diferentes autores sobre el perfil lipídico en la población de LM, detallando los datos sobre el HDL-C, colesterol total (CT), triglicéridos (TG) y cociente CT/C-HDL en una muestra de lesionados medulares, comparados con grupos control. En total se recogen datos obtenidos en 708 pacientes, la mayoría hombres, (637 varones y 71 mujer).

Si bien la muestra es numerosa, el problema que plantea es la heterogeneidad de la misma. Edades distintas desde 17 hasta 71 años, duración de la lesión, que va desde la fase inicial a fases crónicas de más de 18 años de evolución, así como otros aspectos. Dejando de lado el sesgo de la heterogeneidad de la muestra, sólo los trabajos de Cardus (Cardus et al., 1992) y Janssen (Janssen et al., 1997) muestran aumentos del colesterol-HDL en la población de LM estudiada en relación al grupo control. El resto de publicaciones, dan cifras de colesterol-HDL por debajo de 35 mg/dl (0.91 mmol/L) en la mayoría de los lesionados medulares, comparados con el grupo control de población no parapléjica. Estas diferencias confirman la existencia de un aumento del riesgo de enfermedad cardiovascular en la población lesionada medular.

Utilizando las tablas de factor de riesgo publicadas en el estudio de Framingham (Castelli, 1986); (Castelli and Anderson, 1986); (Castelli et al., 1986) , se estima que en la población lesionada medular presenta un aumento del riesgo cardiovascular de un 18% (Janssen et al., 1997). Datos que de, momento, hay que analizar con cautela, dados los pocos trabajos existentes fiables.

Colesterol Total (CT)

En general las cifras de colesterol total en lesionados medulares son inferiores a los de la población general. La media de los estudios publicados, y recogidos en el trabajo de Washburn (Washburn and Figoni, 1999), muestran cifras de 186,4 mg/dl (4.82 mmol/L), comparadas con valores de 210.9 mg/dl (5.45 mmol/L) en la población control no lesionada medular. Entre los LM, los tetrapléjicos tienen el CT aún más bajo, por debajo 200 mg/dl (Shetty et al., 1992). De todas formas concentraciones de colesterol-HDL bajas, aún con valores de colesterol total bajos, sigue siendo un factor de riesgo cardiovascular no despreciable.

Triglicéridos (TG)

Sólo la mitad de los estudios recogidos en el trabajo de Washburn (Washburn and Figoni, 1999), donde se resumen los diferentes estudios relacionados con el perfil lipídico y riesgo cardiovascular, analizan datos sobre los triglicéridos. Las cifras de triglicéridos aparecen más elevadas en la población lesionada medular que en los grupos control en dos de los trabajos publicados (Vaziri et al., 1982);(Nikkila et al., 1980). En los otros cuatro trabajos existe una tendencia al aumento de los TG en los lesionados medulares en relación al grupo no LM, pero sin significaión estadística. La concentración media de triglicéridos en todos los trabajos analizados fue de 133 mg/dl (1,50 mmol/L) en los LM comparado con los 111,4 mg/dl (1,26 mmol/L) de los no LM.

En general, los datos recogidos en la literatura muestran que en los lesionados medulares la tendencia a presentar valores de colesterol-HDL bajos, con valores de colesterol total normales o bajos, valores más altos de triglicéridos y aumento del ratio CT/C-HDL. De todas maneras, estos datos hay que interpretarlos con mucha cautela. Primero porque la mayoría de sujetos son hombres; sólo hay datos sobre 71 mujeres. Hay factores que influyen en los resultados, como el número de fumadores (Criqui et al., 1980); (Axelsen et al., 1995), utilización de fármacos como los beta-bloqueantes o diuréticos (Ferrari et al., 1991); (Henkin et al., 1992), medicación antiespástica (Ferrari et al., 1991), consumo de alcohol (Gupta et al., 1994); (Schaefer et al., 1994), actividad física (Durstine and Haskell, 1994), y tipo de dieta seguida (Hartung et al., 1980); (Anderssen et al., 1996); (Marrugat et al., 1996).

Se necesitan más estudios que demuestran realmente la tendencia a estos cambios del perfil lipídico que presentan los diferentes trabajos publicados.

Ejercicio físico

Uno de los factores que disminuye los riesgos y contribuye a una mejor adaptación es el ejercicio físico.

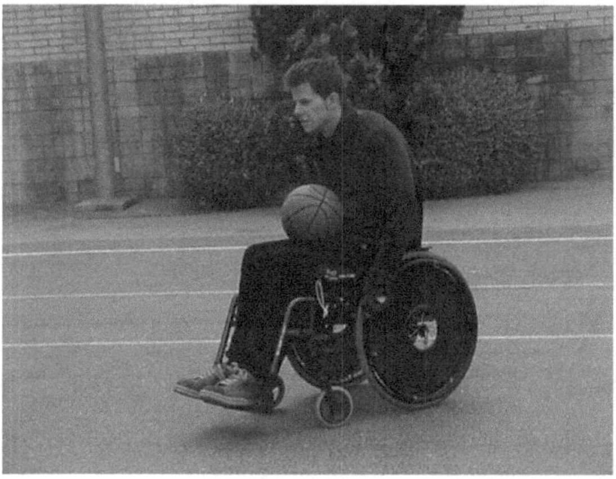

El ejercicio físico regular puede reducir los episodios vasculares trombóticos y proteger a las personas de la enfermedad cardiovascular. (Liebson and Amsterdam, 1999);(Berlin and Colditz, 1990).

En la población general, un mejor nivel físico se relaciona positivamente con una disminución de la morbi-mortalidad (Erikssen and Mundal, 1982; Erikssen et al., 1982) , llegando a mejoras del 20-30% en la capacidad funcional del sistema cardiorrespiratorio tras aumentar la actividad física habitual (Pollock et al., 1990) , existiendo una asociación directa entre el incremento en el grado de actividad física y el aumento paralelo en la concentración de colesterol-HDL en el plasma (Washburn and Figoni, 1999).

Por tanto, conocido que el nivel físico de una persona es un factor importante en relación al riesgo cardiovascular, será básico conocer la capacidad de adaptación del parapléjico y tetrapléjico al ejercicio y la posible aplicación de estos conocimientos a la práctica habitual de actividad física para mejorar su estado de salud.

Es sabido que, tras una lesión medular, no sólo se produce un deterioro neurológico sino que además se acompaña de un deterioro fisiológico que incluye atrofia muscular y ósea, pobre función miocárdica y, en general, un declive de la capacidad funcional. Recientemente ha surgido un renovado interés por el papel que desempeña el aumento en el grado de ejercicio físico en estos individuos en relación con un mayor nivel de salud y una mejora en el potencial rehabilitador. No olvidemos que el parapléjico en general lleva una vida sedentaria, que puede comportar una reducción en la capacidad funcional del sistema cardiorrespiratorio, atrofia muscular, osteoporosis y problemas circulatorios en las extremidades inferiores.

La reducción de la actividad simpática tras una lesión medular limita la capacidad cardiorrespiratoria, ya que serequiere una adecuada actividad adrenérgica simpática para conseguir el apropiado ajuste cardiovascular al ejercicio de extremidades superiores.

Los lesionados medulares deben realizar en la vida diaria esfuerzos que son proporcionalmente más importantes que los que se ven sometidos los sujetos normales, ya que la deambulación en silla de ruedas es altamente ineficiente, mostrando, paralelamente, factores de riesgo que les confiere una esperanza de vida reducida respecto a la población general con la misma edad.

De todas formas es también conocido que con el tiempo se producen una serie de adaptaciones que mejoran su capacidad y resistencia a los esfuerzos específicos, como por ejemplo sucede a nivel del sistema cardiovascular con modificaciones estructurales cardíacas. También se han descrito cambios metabólicos e incluso estructurales en las fibras musculares, llegando a modificarse la proporción de fibras con un aumento en el porcentaje de las de tipo I.

De esta manera, conocer la adaptación cardiorrespiratoria y metabólica al esfuerzo y su impacto a nivel orgánico nos posibilitará aconsejar de manera más precisa las pautas de una práctica física que contribuya de manera efectiva a conseguir un mejor estado de salud, ya que se ha demostrado que un programa de entrenamiento provoca mejorías en la calidad de vida y en diversos parámetros endocrino-metabólicos en lesionados medulares (Midha et al., 1999).

Evaluación del ejercicio cardiorrespiratorio

Se han propuesto gran número de pruebas para valorar el esfuerzo cardiovascular y la fuerza muscular en una persona afecta de una lesión medular, cada uno con sus ventajas y desventajas.

Existen test que dan información sobre diferentes aspectos:

- Características del ejercicio físico, que incluyen aspectos cardiorrespiratorios, límites de la fuerza muscular, en relación a la realización de ejercicio máximo o submáximo.

- Relación entre componentes del ejercicio físico y el regreso a la situación de reinserción socio-laboral.
- Evaluación de posibles riesgos durante ejercicios de máxima intensidad en extremidades superiores, secundarios a déficits cardiopulmonares.
- Capacidad para autopropulsar la silla de ruedas
- Evolución de factores con el tiempo (después de programas de entrenamiento, o en caso de complicaciones o deterioro en su estado de salud).

El sistema más frecuentemente utilizado en laboratorio para la evaluación cardiorrespiratoria (prueba de esfuerzo) es el ciclo ergómetro.

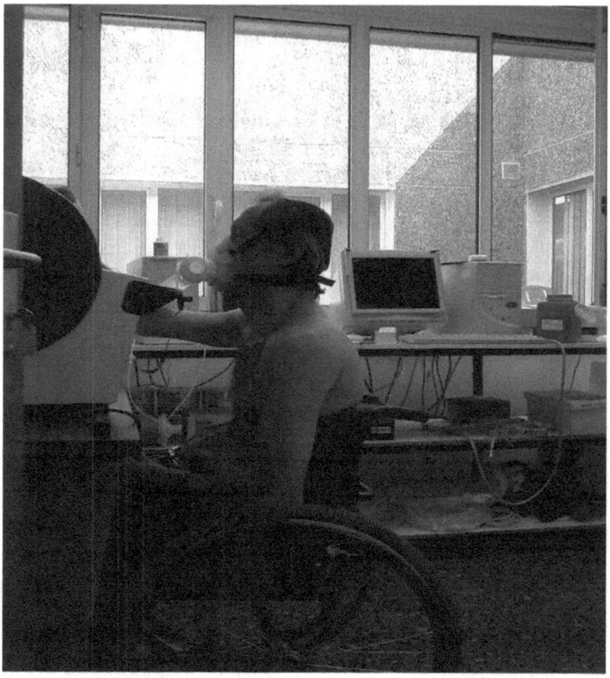

Prueba de esfuerzo con ergómetro de brazo en un paciente con una tetraplejia.

PRUEBAS DE ESFUERZO

La Prueba de Esfuerzo (PE) es una de las exploraciones no invasivas más importantes para valorar la capacidad funcional de un individuo.

Para valorar la función cardio-respiratoria de los lesionados medulares, es necesario diseñar estudios válidos y seguros en este tipo de población.

Se utilizan diferentes tipos de ergómetros en lesionados medulares:

a)Ciclo ergómetro de brazos: es el sistema más utilizado en el laboratorio. Tiene una serie de ventajas como la de ocupar menos espacio, ser un sistema más barato, útil para exploraciones con parapléjicos, y con adaptaciones en tetrapléjicos, y además es fácil de usar.

El sistema es portátil y fácil de calibrar, si bien una de las críticas que se suelen hacer a esta herramienta, es que no es específica para valorar la respuesta del sistema cardiorrespiratorio. (Franklin, 1985)

La mayor desventaja del ciclo ergómetro es la de no ser un sistema específico para valorar actividades que precisen de la movilidad con la silla de ruedas. Los resultados de las pruebas realizadas con el ciclo-ergómetro puede que no se correspondan con los parámetros observables durante las actividades en silla de ruedas. Es necesario poder disponer de parámetros de normalidad que pronostiquen el consumo de 02 máximo (V02 max) en pacientes afectos de una paraplejia.

En general los protocolos de actuación que se utilizan en ciclo ergometría incluyen incrementos progresivos de las cargas a diferentes tiempos, con sistemas conectados a un analizador de gases.

En nuestro caso hemos utilizado este sistema, que dispone de un sistema electromecánico que permite incrementar progresivamente la carga que debe soportar el paciente.

El registro electrocardiográfico suele ser mejor que el que se obtiene con un tapiz rodante.

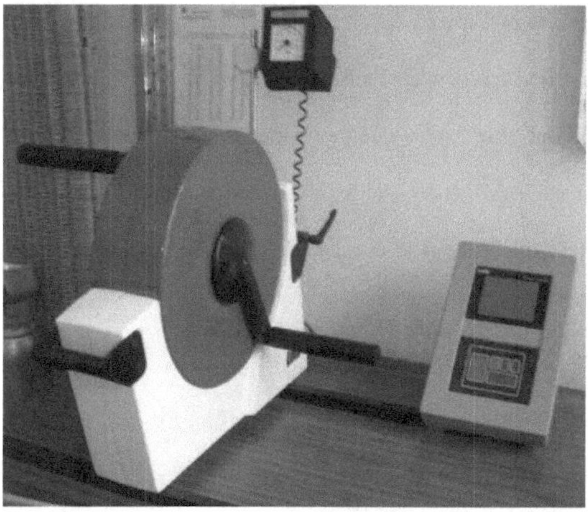

Ergómetro de brazos (Angio Ergometer lode Groningen) de freno electromagnético.

b)Tapiz rodante:

Se utilizan diferentes tipos de ergómetros para el estudio del ejercicio cardiorrespiratorio que incluyen un tapiz rodante (cinta treadmill) con inclinación, que permite propulsar la silla de ruedas en diferentes planos de inclinación, o bien, un sistema de rodillos con diferentes tipos de fricción, según la carga que se quiera utilizar.

Como ventaja sobre el ciclo ergómetro es que requiere menos colaboración por parte del paciente, alcanzándose mucho más fácilmente la FC submáxima.

Como desventajas destaca que es un sistema más caro y precisa de más espacio para instalarlo. Por otra parte, es difícil reproducir el mismo trabajo y validarlo cuando se cambia el tipo de silla. Las sillas ultraligeras, que pesan menos y son más fáciles de propulsar, permiten alcanzar mejores valores que los obtenidos cuando los pacientes utilizan una silla convencional, que de por si, es más pesada.

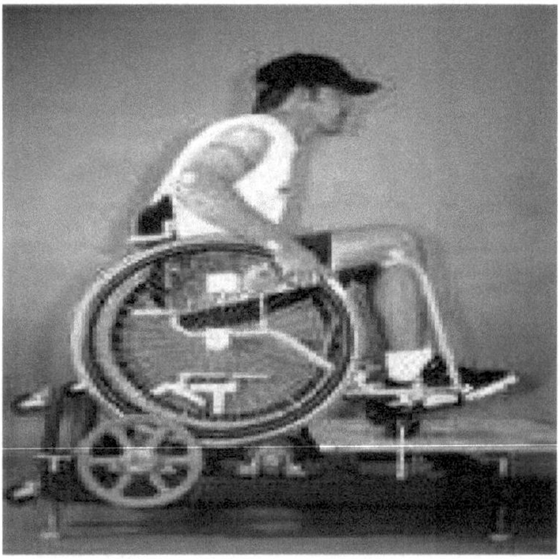

Ciclo ergómetro de silla de ruedas en tapiz rodante.

También se han utilizado pruebas de campo para conocer las demandas metabólicas de las actividades de la vida diaria de cualquier LM. Con sistemas especiales portátiles podemos medir las mismas variables que con los sistemas estables, si bien en estos casos, no existen pruebas protocolizadas que sean reproducibles por diferentes equipos, y las variaciones pueden ser importantes dependiendo de la motivación del paciente, el diseño de la silla y el entorno donde se realizan las pruebas.

De todas formas, tanto el ciclo ergómetro, como el sistema de tapiz rodante, con sus ventajas y desventajas, son adecuados para conseguir valoraciones funcionales reproducibles.

ACIDOS GRASOS POLIINSATURADOS

Con objeto de ilustrar los efectos beneficiosos de los ácidos grasos omega-3, se describen sus características más importantes:

Las grasas y los lípidos aportan alrededor del 34% de la energía de la dieta humana.

A diferencia de los hidratos de carbono que se presentan en forma de grandes polímeros, los lípidos son pequeñas moléculas, y constituyen un grupo heterogéneo de compuestos caracterizados por su insolubilidad en el agua, pudiendo clasificarse en 6 grupos principales:

1. Ácidos grasos: cadenas de hidrocarburo largas con un grupo carboxílico, en los extremos de la cadena.
2. Triglicéridos: ésteres neutros de glicerol y ácidos grasos.
3. Fosfolípidos: ésteres iónicos de glicerol, ácidos grasos y ácido fosfórico.

4. Lípidos sin glicerol: esfingolípidos, alcoholes, ceras, terpenos y esteroides.
5. Lípidos combinados con otros compuestos: glucolípidos y glucoproteinas
6. Lípidos sintéticos

Los ácidos grasos se pueden agrupar en distintas familias: ácidos grasos saturados, monoinsaturados, polinsaturados.... Los distintos ácidos grasos se diferencias según cuatro características principales:

- Número de átomos de carbono de la molécula.
- Número de enlaces dobles que contienen.
- Posición de los enlaces dobles en la molécula.
- Configuración de la molécula entorno a los distintos enlaces dobles.

Los ácidos grasos pueden tener desde 2 hasta 24 o 26 átomos de carbono, y pueden clasificarse según la longitud o tamaño de la molécula:

- De cadena larga, cuando poseen 12 o más átomos de carbono.
- De cadena media, cuando poseen de 8 a 12 átomos de carbono.
- De cadena corta, cuando poseen menos de 8 átomos de carbono.

La mayor parte de ácidos grasos presentes en los alimentos poseen de 12 a 22 átomos de carbono, si bien ciertos alimentos como la leche o el aceite de coco, contienen ácidos grasos de cadena corta.

Además de la longitud de la cadena molecular, los ácidos grasos se diferencian entre sí por el número de átomos de hidrógeno que contienen. Los ácidos grasos saturados contienen el máximo número posible de átomos de hidrógeno, los monoinsaturados

dos menos de los posibles, los poliinsaturados cuatro, seis, ocho o más átomos de hidrógeno menos de los posibles, en función del número de enlaces dobles.

Los ácidos grasos saturados son sintetizados en nuestro organismo y presentan algunas características que los hacen poco recomendables cuando sobrepasan una proporción determinada en la dieta.

Los ácidos grasos insaturados presentan diferentes características físicas, químicas y biológicas, distintas a los ácidos grasos saturados. Los compuestos con un solo enlace doble son los monoinsaturados, mientras que los que contienen dos o más enlaces dobles se agrupan dentro de los poliinsaturados.

Según la posición de cada enlace doble podemos diferenciar dos tipos de ácidos grasos poliinsaturados, aquellos con enlaces dobles entre los carbonos 6 y 7, los omega-6 (como el ácido linoleico y derivados), y aquellos en los cuales el primer enlace doble se halla a tan sólo tres átomos de carbono del final, los omega-3 (como el ácido linolénico y derivados).

ACIDOS GRASOS ESENCIALES (EFAs)

Los distintos nutrientes presentes en los alimentos, pueden ser divididos en dos categorías:

Esenciales

No esenciales

Entendemos por un nutriente esencial, aquel que siendo necesario para el normal desarrollo y funcionamiento corporal, no puede ser sintetizado por nuestro organismo (vitaminas, oligoelementos, minerales...). Deben, por lo tanto, ser aportados por la dieta.

En cambio, los compuestos no esenciales, si bien también son necesarios, son sintetizados por nuestro organismo a partir de otros compuestos, no siendo necesarios ingerirlos como tales con la dieta.

Los ácidos grasos poliinsaturados son compuestos esenciales. En caso de ausencia, se producirá, retardos de crecimiento y otras alteraciones.

El carácter esencial de estos ácidos grasos obedece al hecho de que actúan como precursores de otras sustancias, como las prostaglandinas o los leucotrienios que participan en otros procesos fundamentales.

Además estos ácidos grasos forman parte de todas las membranas celulares, condicionando la estructura de los distintos orgánulos celulares y modulando la actividad de la mayoría de las enzimas, de los receptores celulares, la transmisión de los impulsos nerviosos, la actividad de los trombocitos, el comportamiento de los leucocitos, etc....

Existen dos clases distintas de ácidos grasos esenciales (EFAs) para el ser humano, los ácidos grasos omega-6 (n-6) y los ácidos grasos omega-3 (n-3). También conocidos con las abreviaturas n-6 y n-3. Son esenciales porque no pueden ser sintetizados por nuestro organismo.

Estos dos tipos de ácidos grasos esenciales son distintos y tiene efectos fisiológicos diferentes. El primer miembro de cada serie es el ácido linoleico (18:2 , para la serie de los omega-6, LA) y el alfa-linolénico (18:3, para la serie de los omega-3, LNA), en los que el primer doble enlace está situado a seis o tres carbonos respectivamente, del grupo metilo terminal.

La esencialidad está dada porque los mamíferos carecen de las enzimas necesarias para insertar dobles enlaces en los átomos de carbono que están más allá del carbono 9.

Los ácidos grasos de cadena más larga y más insaturados, entre ellos el ácido araquidónico (AA o 20:4 n-6), el ácido eicosapentaenoico (EPA o 20:5 n-3)) y el ácido docosahexanoico (DHA o 22:6 n-3) son sintetizados a partir de los anteriores por sucesivas desaturaciones y elongaciones. En la literatura se conocen como LCPUFAs o LCPs (long Chain poly unsaturated fatty acids).

Las principales funciones descritas para estos PUFAs se centran en dos áreas fundamentales, el crecimiento y la capacidad funcional.

Los ácidos grasos omega-3 están implicados no sólo en la maduración y el crecimiento cerebral y retiniano del niño (por eso la leche materna debe contener una concentración adecuada en estos ácidos grasos), sino que intervienen en los procesos de inflamación, coagulación, presión arterial, reproducción, metabolismo de lípidos e hidratos de carbono, etc. (Weber, 1999)

Otros de los ácidos grasos esenciales son los llamados omega-6, derivados del ácido linoleico. Tienen importancia porque también son necesarios para nuestro organismo y llevan a cabo funciones parecidas, en parte, a los de los ácidos grasos omega-3. Parecen tener, sin embargo, un efecto potenciador de los procesos inflamatorios y de la arteriosclerosis, dado que favorecen estos procesos cuando la dieta es demasiado rica en ellos. Se suelen encontrar en aceites refinados de algunas semillas, como las de girasol o de maíz, pero lo realmente importante es que en la dieta exista una relación equilibrada entre ambos tipos de ácidos grasos esenciales, que en nuestro organismo compiten por las mismas enzimas; un mal balance entre ellos puede favorecer los procesos inflamatorios, entre otros.

Los PUFAs juegan un papel primordial en las interacciones lípidos-proteínas en las sinapsis de las membranas celulares, afectando no sólo a la conformación del receptor, sino también a los canales iónicos, enzimas, y a los movimientos dentro y fuera de la célula (Salem et al., 1988);(Salem et al., 1989). Las membranas neuronales contienen altas concentraciones de DHA y de AA. Cada uno de estos EFAs constituyen aproximadamente un 25% del contenido en fosfolípidos (Mahadik et al., 1989).

Diversos sistemas enzimáticos que actúan sobre el AA y el EPA dan lugar a una amplia variedad de productos oxidados a los que, en conjunto, se les conoce con el nombre de eicosanoides.

Los eicosanoides desempeñan un papel esencial en los procesos de coordinación entre las células. Modulan ciertas reacciones secretoras del músculo liso, como la contracción y relajación, y están involucrados en el funcionamiento de los sistemas cardiovascular, renal y pulmonar y en la actividad protectora de las células sanguíneas (plaquetas, monocitos, macrófagos y neutrófilos).

El balance entre los ácidos omega-6 y omega-3 en la dieta altera el perfil de los eicosanoides, influyendo sobre la agregación plaquetaria, el tono vascular, la actividad trombogénica y sobre funciones antiinflamatorias, antiinfecciosas e inmunoprotectoras. Es básico que la proporción entre los ácidos grasos omega-6 y omega-3 sea equilibrada, ya que compiten por las mismas enzimas y el exceso de uno podría producir alteraciones en la dinámica del otro.

Las plantas son la principal fuente de los ácidos grasos poliinsaturados de la familia de los omega-6. Muchas semillas, como las de maíz, girasol, soja, algodón, son ricas en ácido linoleico. El ácido linolénico se encuentra en los cloroplastos de las hojas verdes y en algunos aceites vegetales (aceite de linaza, aceite de soja, en las nueces, etc.). El EPA y el DHA se encuentran principalmente en el pescado y en aceites de pescado, básicamente pescado azul (arenque, salmón, caballas,etc. (Lee et al., 1986);

Acción antiinflamatoria y sobre el sistema vascular.

A partir de los estudios llevados a acabo en grupos de esquimales (inuits) de Groenlandia que siguen una dieta rica en ácidos grasos poliinsaturados, especialmente DHA y EPA, se pudo demostrar que la grasa y los aceites de animales marinos, ricos en ácidos grasos del grupo omega-3, podían prevenir el desarrollo de arteriosclerosis y por lo tanto explicar la baja tasa de mortalidad cardiovascular en este grupo de población. En contraposición, los esquimales que emigraban a Dinamarca o los propios daneses, cuyo consumo de grasa y de proteína animal es elevada, presentaban mayor incidencia de infarto y coronariopatía (10 veces más). (Bang and Dyerberg, 1972)

La grasa presente en la dieta de los esquimales procede de animales marinos como el pescado, ballenas, focas etc, y posee un elevado contenido de ácido eicosapentaenoico (EPA) y de ácido docosahexaenoico (DHA). Los esquimales muestran un perfil lipídico con valores plasmáticos inferiores de colesterol y de triglicéridos, así como de las distintas lipoproteínas y, por tanto, menor riesgo de enfermedad cardiovascular.

A partir de estos primeros trabajos se han realizado un gran número de estudios, muchos de ellos recientemente, que han investigado la relación entre consumo de AGPI y enfermedad cardiovascular, hiperlipidemia, hipertensión arterial, problemas inflamatorios y auto inmunes, cáncer y diabetes. (Lee and Austen, 1986);(Jude et al., 2005);(Verbeke et al., 2005); (Mozaffarian, 2005);(Goncalves et al., 2005);(Banning, 2005);(Carley and Severson, 2005);(Harrison and Abhyankar, 2005);(Heird and Lapillonne, 2004).Esta relación radica en que los ácidos grasos (araquidónico, dihomogamalinolénico, EPA y DHA) son precursores para la síntesis de prostaglandinas y otros eicosanoides (tromboxanos y leucotrienios). Estas moléculas están involucradas en el funcionamiento del Sistema Nervioso Central. (Heird and Lapillonne, 2004; Heird and Lapillonne, 2005);

Asimismo se ha demostrado que los ácidos grasos n-3 tienen una influencia beneficiosa en enfermedades inflamatorias como la artritis reumatoide a través de la modulación de la expresión génica suprimiendo la producción de varias citoquinas y produciendo eicosanoides antiinflamatorios. (Berbert et al., 2005);(Oh, 2005)

Otros efectos son la disminución de la concentración plasmática de lipoproteínas de baja densidad (LDL), el aumento en la concentración de las lipoproteínas de alta densidad (HDL) y la reducción de la presión sanguínea. (Weber and Raederstorff, 2000);(Okuda et al., 2005);

El tipo y cantidad de ácidos grasos presentes en la dieta constituyen algunos de los factores que condicionan el ritmo con que son sintetizadas y metabolizadas las distintas lipoproteínas. Los ácidos grasos saturados tienden a incrementar el colesterol y las lipoproteínas de baja densidad, los triglicéridos, mientras que los ácidos grasos poliinsaturados favorecen la reducción de estos elementos. Los ácidos grasos poliinsaturados del tipo omega-3 tienen capacidad de reducir los niveles de triglicéridos y de lipoproteínas de baja densidad. La ingesta de aceite de pescado, rico en EPA y DHA va seguida a las pocas semanas, de una reducción significativa de la concentración plasmática de triglicéridos. (Weber, 1999; Weber and Raederstorff, 2000).

La hipótesis más aceptada hoy en día es que los ácidos grasos del tipo omega-3 reducen los niveles de triglicéridos y del VLDL inhibiendo la síntesis de triglicéridos a nivel del hígado. (Azra, 2005);(Weber, 1999; Weber and Raederstorff, 2000).

EFECTO DE LA SUPLEMENTACION DE LA DIETA CON ACIDOS GRASOS DEL TIPO N-3 SOBRE LA CAPACIDAD FUNCIONAL DE LOS LESIONADOS MEDULARES.

Los pacientes afectos de una lesión medular muestran importantes déficits en su capacidad funcional debido a la imposibilidad de activar una parte importante de sus grupos musculares y a la existencia de notables limitaciones en la fuerza desarrollada por los músculos que, aún habiendo recuperado parte de su movilidad, no han alcanzado los niveles presentes antes del accidente medular. Para estos pacientes, destinados a ser "sedentarios" de por vida, es fundamental que los grupos musculares no afectados, básicamente los de los de las extremidades superiores, puedan desarrollar la máxima potencia posible, conseguir una elevada resistencia a la fatiga y llevar a cabo movimientos finos y ajustados a las distintas necesidades de la vida diaria. De manera particular, en aquellos pacientes en los que se hallan afectados los músculos de las manos y de los brazos, como en el caso de los tetrapléjicos, es fundamental intentar recuperar al máximo la capacidad funcional de los músculos sanos de los miembros superiores, dadas las graves limitaciones que comporta la parálisis de los mismos.

La pérdida funcional de una parte más o menos importante de la musculatura esquelética comporta notables alteraciones en la fisiología de los distintos sistemas corporales, de manera especial del sistema cardiovascular y del aparato respiratorio, así como importantes perturbaciones en el metabolismo intermediario, relacionadas con la reducción de la actividad metabólica de una parte importante de la masa celular corporal. Por otra parte, la interrupción de las conexiones nerviosas a nivel de las vías del sistema nervioso vegetativo da lugar a graves distorsiones en la regulación de numerosas funciones corporales con la presentación, bastante a menudo, de "crisis de disrreflexia" de tipo neurovegetativo que repercuten de forma notable sobre la calidad de vida del paciente.

Si bien los problemas de carácter funcional, metabólico, ... etc. que presentan los lesionados medulares son muy complejos y, en muchos casos, difíciles de delimitar, es necesario buscar nuevas avenidas científicas que permitan la adopción de medidas clínicas encaminadas a mejorar el nivel de salud y la autonomía personal de estos pacientes.

Algunos de los parámetros involucrados en la fisiopatología subsiguiente a la lesión medular guardan relación con fenómenos y procesos de membrana y, por tanto con la actividad de receptores, enzimas, sistemas bioquímicos y funcionales implicados en el metabolismo energético en general y en el de los distintos substratos metabólicos en particular. Cambios en la composición de los ácidos grasos integrantes de los lípidos que constituyen las membranas celulares, inducidos por "manipulaciones" dietéticas o farmacológicas, pueden dar lugar a modificaciones en el ritmo y la extensión de los fenómenos y procesos relacionados con la contracción muscular (fuerza desarrollada, tiempo de resistencia a la fatiga, eficiencia del control neuromuscular ...), con el metabolismo de los lípidos y lipoproteínas, con la síntesis de proteínas, ... Por ésta razón es fundamental investigar los efectos que la suplementación de la dieta habitual con ácidos grasos poliinsaturados, fundamentalmente de la serie n-3 (presentes en especial abundancia en el pescado "graso" y en los aceites de pescado) puedan tener sobre los aspectos apuntados más arriba con objeto de poder introducir en la clínica, así como en la vida diaria de estos pacientes, las medidas idóneas para mejorar su nivel de actividad motora y su grado de autonomía funcional.

En trabajos llevados a cabo por el grupo de Fisiología de la UB (Dr.Segura), (Segura, 1988); se ha observado, tanto en animales de experimentación (primero) (Escrich et al., 1994);(Escrich et al., 2001)como en humanos (más tarde) (Navarro and Segura, 1988);(Navarro et al., 1988; Navarro and Segura, 1989);(García-Closas et al., 1993);(Javierre et al., 2005); que la suplementación de la dieta con aceite de pescado va seguida de una mejora significativa en la resistencia a la fatiga. Asociado a este hecho hemos observado que durante el periodo de suplementación con aceite de pescado los distintos individuos que han participado en el estudio generan para el mismo volumen de trabajo menos cantidad de ácido láctico lo que nos induce a pensar que, en estas condiciones, los músculos mejoran su capacidad oxidativa y utilizan mayor cantidad de ácidos grasos.

El incremento en la capacidad funcional que sigue a la suplementación de la dieta con ácidos grasos de la serie n-3 va asociado a cambios en la composición de las membranas celulares, como se refleja por las variaciones experimentadas en la proporción de los distintos ácidos grasos presentes en los elementos formes de la sangre (eritrocitos, granulocitos, linfocitos) al pasar del régimen convencional al de la suplementación con aceite de pescado. Los cambios observados en estas células "periféricas" corren paralelos con los detectados en los animales de experimentación, en las células musculares y en los distintos órganos analizados (hígado, riñón, miocardio...). Hasta ahora, hemos asumido que las variaciones observadas en la composición de los elementos formes de la sangre reflejan los cambios que, simultáneamente, tienen lugar en las fibras musculares y en otros tipos celulares del organismo.

ESTUDIOS PREVIOS LLEVADOS A CABO POR EL GRUPO DEL DEPARTAMENTO DE CIENCIAS FISIOLOGICAS II DE LA UB

Con el Dr. J. Domingo y Dr. R. Segura (1990, no publicado), se comprobó que la ingesta de una dieta rica en ácidos grasos del tipo n-3 va seguida, en la rata, de un aumento en la capacidad de resistencia al ejercicio físico de larga duración, valorada por medio de una prueba de natación forzada (con un tiempo de resistencia un 20% mayor en el grupo alimentado con una dieta suplementada con aceite de pescado). Asimismo hemos observado que, con este tipo de dieta, se modifica el perfil de los ácidos grasos presentes en los distintos fosfolípidos que integran las membranas celulares. Así, el contenido en ácido eicosapentaenoico (EPA) de la fosfatidilcolina del retículo sarcoplasmático pasa de un 0.72%, en el grupo control, a un 3.25%, en el grupo que recibe el suplemento de aceite de pescado; la proporción de ácido docosahexaenoico (DHA) pasa, para el mismo tipo de fosfolípido, de constituir el 3.9% de los ácidos grasos, en el grupo control, a representar el 11.7% de los mismos, en el grupo de animales alimentados con el suplemento rico en ácidos grasos del tipo n-3.

Posteriormente (Brotons y Segura, 1995), pudieron comprobar que la ingesta de una dieta rica en ácidos grasos de la serie n-3, por parte de practicantes de distintas especialidades deportivas, va seguida de una mejora del rendimiento deportivo, reflejada por una reducción en la producción de lactato a intensidades de esfuerzo máximas así como por un aumento de potencia máxima, en pruebas de laboratorio. Por otra parte, la suplementación de la dieta con este tipo de ácidos grasos va seguida de un significativo incremento en la capacidad de resistencia durante la realización de un esfuerzo físico de una intensidad correspondiente a un ejercicio físico aeróbico intensivo. De manera parecida a lo observado en la rata, tras el seguimiento de una dieta suplementada con ácidos grasos de la serie n-3, se modifica el perfil de los ácidos grasos presentes en las membranas de los eritrocitos, los linfocitos y los granulocitos, con un significativo incremento en la proporción de ácido eicosapentaenoico (EPA, n-3) y ácido docosahexaenoico (DHA, n-3) y una reducción en la de ácido araquidónico (AA, n-6), fundamentalmente.

Si bien el ácido graso de la serie n-3 que ha recibido mayor atención, hasta ahora, ha sido el eicosapentaenoico (EPA), el ácido docosahexaenoico (C22:6, n-3) es también un constituyente importante de las membranas celulares. El 12% del total de ácidos grasos de los fosfolípidos presentes en las células del miocardio de rata corresponde al ácido docosahexaenoico el cual alcanza una especial concentración en los aminofosfolípidos; así, en la fosfatidiletanolamina, el ácido docosahexaenoico representa el 23.4% del total de los ácidos grasos mientras que en la fosfatidilcolina dicho compuesto alcanza tan sólo una proporción del 3.6% (Gubjarnason et al. 1978).

De manera parecida, los fosfolípidos del sarcolema, del retículo sarcoplasmático y de las mitocondrias del músculo esquelético de la rata contienen una importante proporción de ácido docosahexaenoico; dichas estructuras contienen un 11.2%, un 25% y un 19.9%, respectivamente, de ácido docosahexaenoico, en comparación con el 1.3% que muestran los lípidos neutros (Fiehn et al., 1971) . El ácido docosahexaenoico presente en el músculo esquelético se halla en especial abundancia en la fosfatidiletanolamina (donde representa el 36.1% de los ácidos grasos), es abundante en la fosfatidilserina y el fosfatidilinositol (donde muestra una concentración del 15%) y se halla en una proporción relativamente baja (5.2%) en la fosfatidilcolina (Tinoco et al., 1978).

Ácidos grasos de la serie n-3 y procesos relacionados con la capacidad de trabajo del músculo esquelético.

Los distintos componentes de la familia del ácido linolénico (C18:3, n-3), fundamentalmente el ácido eicosapentaenoico (C20:5, n-3), pueden influir sobre la capacidad de trabajo del músculo esquelético actuando sobre alguno, o varios, de los procesos que se describen a continuación:

1.- Modificando la dinámica del proceso de movilización de los ácidos grasos.

La cantidad de ácidos grasos liberados por unidad de tiempo a partir de los triglicéridos de reserva está condicionada por la actividad de la lipasa tisular dependiente de hormonas (Triacilglicerol lipasa EC 3.1.1.3). La activación de este sistema enzimático tiene lugar por la estimulación de la adenilciclasa, con el subsiguiente incremento en los niveles de AMPc intracelular.

Trabajos llevados a cabo por Awad y colaboradores (Awad and Zepp, 1979); (Awad, 1986);(Awad and Chattopadhyay, 1986a);(Awad and Chattopadhyay, 1986b) indican que la ingesta de ácidos grasos poli-insaturados da lugar a una respuesta lipolítica más intensa (cuando ésta es inducida por estimulación con noradrenalina) en comparación con la que se obtiene cuando se sigue un régimen rico en ácidos grasos saturados. Esta distinta respuesta guarda relación con variaciones en la actividad de dos sistemas enzimáticos clave en la cascada lipolítica: la adenil, o adenilato, ciclasa y la lipasa tisular.

La lipasa tisular, dependiente de estimulación hormonal, se halla formando parte de un complejo lipoprotéico en el cual los fosfolípidos representan el 50% de la totalidad de sus componentes. No es de extrañar, por tanto, que variaciones en la proporción en que se encuentran los distintos ácidos grasos en dichos fosfolípidos puedan dar lugar a cambios importantes en la actividad de la lipasa del adipocito. De hecho, Awad y colaboradores han podido comprobar que la actividad específica de dicho sistema enzimático era de 0.74 mmol a. graso/mg proteína x hora en los animales alimentados con aceite de cártamo, rico en ácidos grasos poliinsaturados, mientras que era tan sólo de 0.25 mmol a. graso/mg/proteína x hora en aquellos que fueron alimentados con grasa de origen animal.

2. Variando la actividad de la carnitina-acil transferasa.

No basta que la fibra muscular disponga, en un momento dado, de mayor cantidad de ácidos grasos para generar más fuerza; es preciso que éstos pasen y se incorporen al espacio intramitocondrial para lo cual se requiere el concurso de un sistema que haga posible dicha transferencia. En la membrana mitocondrial interna se halla presente un sistema enzimático que, en la vertiente "cítosólica", cataliza la transferencia de un grupo acilo desde una molécula de acil-CoA (la forma activada del respectivo ácido graso) a la carnitina, constituyéndose el correspondiente derivado acilcarnitina (sistema de la carnitina-acil transferasa tipo 1 (CAT-l) o Palmitoil.carnitina aciltransferasa 1). Con el concurso de una translocasa, el complejo acil-carnitina atraviesa la bicapa lipídica de la membrana y aparece en la vertiente "intramitocondrial" donde un segundo sistema de transferencia, conocido como carnitina-acil transferasa tipo II (CAT-II) o palmitoil.carnitina aciltransferasa, se encarga de incorporar el grupo acilo al coenzima A regenerando, de ésta manera, el complejo acil-CoA formado originariamente en el citoplasma.

Trabajos llevados a cabo por diferentes autores (Madsen et al., 1999) ;(Jacques et al., 1995);(Froyland et al., 1996);(Demoz et al., 1994) han puesto de manifiesto que la actividad de este sistema enzimático clave es mayor en los animales (ratas) alimentados con aceite de pescado que en aquéllos que han seguido una dieta convencional.

3.- Favoreciendo la actividad oxidativa e induciendo el aumento de tamaño de las mitocondrias.

Para poder oxidar una mayor proporción de ácidos grasos y poder generar cantidad de ATP por unidad de tiempo, es necesario que los correspondientes sistemas enzimáticos, presentes en las mitocondrias, dispongan de mayor capacidad oxidativa. Se ha podido comprobar que el entrenamiento favorece el aumento del tamaño e, incluso, del número de mitocondrias presentes en la célula muscular; al mismo tiempo, se observa, en estas condiciones, un incremento en la actividad de los sistemas enzimáticos implicados en la transferencia de los átomos de hidrógeno y, por tanto, de los electrones a la cadena respiratoria mitocondrial.

Christiansen y colaboradores (1981) han observado que los ácidos grasos del tipo n4, presentes en elevada proporción en los aceites de pescado, inducen la formación de mitocondrias de mayor tamaño, y dotadas de mayor capacidad oxidativa. (Christiansen et al., 1981).

4. Reduciendo la Intensidad o extensión de la reacción "inflamatoria" subsiguiente a la realización de un ejercicio físico.

Cabe pensar, con los trabajos de Srivastava , que la ingestión de aceite de pescado, induciendo cambios en la proporción de los distintos ácidos grasos polinsaturados presentes en el plasma y en las membranas celulares, con un notable incremento en la cantidad de ácido docosahexaenoico, podría dar lugar a una respuesta inflamatoria más moderada y discreta, en relación con la que se produce cuando se sigue una dieta en la que predominan los ácidos grasos de la serle n-6 (precursores del ácido araquidónico). (Srivastava, 1985). De ésta manera, la frecuencia de los impulsos nerviosos, de carácter nociceptivo, que pasarían a través del "filtro" ubicado en el asta posterior de la médula espinal se vería notablemente reducida. Esto comportaría, a su vez, una menor actividad de los sistemas centrales de control del dolor los cuales utilizan como mediadores 5-hidroxitriptamina, endorfinas,... y permitiría continuar el ejercicio durante más tiempo y retardaría, en consecuencia, la aparición de la fatiga.

5. Favoreciendo el flujo de ácido láctico a través del sarcolema de la fibra muscular.

El ácido láctico es generado y consumido, en distintas situaciones metabólicas, por distintos tipos celulares; de manera particular, durante la realización de un esfuerzo físico, y en función de la intensidad del mismo, del tipo de fibras implicadas, la cantidad de ácido láctico producido puede ser muy importante.

El desplazamiento del ácido láctico y del anión lactato entre los distintos órganos y tejidos depende, en última instancia, del ritmo con que fluye entre los compartimentos intra- y extra-celular; a su vez, el flujo de ácido láctico y de lactato depende de distintas variables, entre las que podemos mencionar la superficie del área de intercambio, la velocidad de difusión a través de los distintos tejidos, el gradiente de concentración del anión lactato y de los protones a través de la membrana celular, la permeabilidad de la misma a los mencionados iones, etc. (Roth, 1991). Cambios en las características del sarcolema, inducidos por la ingesta de aceite de pescado, o de productos ricos en ácidos grasos poli-insaturados del tipo n-3, pueden modificar la actividad de los sistemas de transporte facilitando el flujo de lactato y de protones desde la célula muscular al espacio intersticial, lo que aceleraría el proceso de recuperación del músculo.

Los aspectos descritos más arriba sugieren que los ácidos grasos de carácter poliinsaturado del tipo n-3 pueden desempeñar un importante papel en distintos procesos relacionados con la actividad del músculo esquelético e influir de manera significativa sobre la capacidad de trabajo y la resistencia física tanto en los individuos que practican asiduamente alguna especialidad deportiva como en los individuos normales, que recurren al ejercicio físico como medio para mejorar su forma física y alcanzar el máximo nivel posible de salud y de calidad de vida, así como para mejorar la capacidad motora y el grado de autonomía funcional de los lesionados medulares.

ESTUDIO 1

"Physiological adaptations to exercise in people with spinal cord injury." Vidal J., C. Javierre, R.Segura et al. ***<u>J Physiol Biochem</u>*** ***59(1): 11-8.*** **(2003).** (Vidal et al., 2003b)

Resumen

El número de personas que han sufrido una LM en estos últimos años ha ido en aumento progresivamente, en especial debido a los accidentes de tráfico. Sin embargo a pesar de que la esperanza de vida se ha incrementado de forma considerable con los avances médico-quirúrgicos, la enfermedad cardiovascular es una de las causas más relevantes de morbilidad y mortalidad. El objetivo de este estudio es examinar la adaptación global (cardiorrespiratoria, metabólica y respuesta de la termorregulación) del organismo al ejercicio y la posible aplicación de los datos encontrados a la práctica habitual de la actividad física de cara a mejorar el estado general y la salud de los sujetos con una LM. Se analizan 42 pacientes con una LM, el 85% parapléjicos y el resto, 15%, tetrapléjicos. Se realizaron 42 pruebas de esfuerzo con ciclo ergómetro. Se registró la temperatura (a nivel timpánico, superficie del deltoides y espalda), los parámetros metabólicos (ácido úrico en plasma, glicemia, lactato plasmático), la adaptación cardiocirculatoria (frecuencia cardiaca, presión arterial en brazos, presión arterial en piernas) y la adaptación ventilatoria (VO2,

VCO_2, fr Vt, VE). Las cifras de presión arterial en brazos, la concentración de lactato en sangre y los parámetros ventilatorios muestran una evolución estadísticamente dependiente de la carga a la que se somete el sujeto. La frecuencia cardiaca muestra una correlación estadísticamente significativa con los parámetros ventilatorios en relación a la carga. La respuesta proporcional de los parámetros cardioventilatorios en relación al aumento de la carga permite evaluar la repercusión de un ejercicio, evitando una intensidad excesiva que produzca cambios cardiocirculatorios que podrían traer consigo un riesgo añadido.

La frecuencia cardiaca presenta una excelente correlación en el grupo estudiado, con el consumo de oxígeno y puede ser utilizada como un parámetro para cuantificar la repercusión cardiorrespiratoria y metabólica de la carga a la que es sometido el sujeto. Además, permite adaptar el nivel de actividad física al sujeto, mejorando los resultados obtenidos por la práctica de ejercicio en estos pacientes.

J. Physiol. Biochem., 59 (1), 11-18, 2003

Physiological adaptations to exercise in people with spinal cord injury

J. Vidal, [1]C. Javierre, [1]R. Segura, [1]A. Lizarraga, [1]J. R. Barbany and A. Pérez

Hospital de Neurorehabilitació Guttmann, C/Can Ruti s/n, 08916 Badalona, Barcelona and [1]Dpto. Ciencias Fisiológicas II. Fac. Medicina, Universidad de Barcelona. 08907 L'Hospitalet de Llobregat

(Received on May 6, 2002)

J. VIDAL, C. JAVIERRE, R. SEGURA, A. LIZARRAGA, J. R. BARBANY and A. PÉREZ. *Physiological adaptations to exercise in people with spinal cord injury.* J. Physiol. Biochem., 59 (1), 11-18, 2003.

The number of patients that suffer some type of spinal cord lesion in recent years are high and have increased because of factors such as traffic accidents. Although their life expectancy has increased, cardiovascular illnesses is one of the main causes of morbidity and mortality. Since the degree of physical fitness is an important factor regarding the risk of cardiovascular disease, the objective of the present study was to examine the global adaptation (cardiorespiratory, metabolic and thermoregulatory response) of the organism to exercise and the application of this data to the habitual practice of physical activity to improve state of health. A group of 42 patients with spinal injury, 85% of whom were paraplegic and the remaining 15% tetraplegic performed 42 exercise tests on a cycloergometer. Body temperature (tympanum, surface of the deltoids and surface of the back), metabolic parameters (plasma uric acid, glycemia, plasma lactate), cardiocirculatory adaptation (heart rate, blood pressure arm, blood pressure leg) and ventilatory adaptation (VO2, VCO2, fr Vt, VE) were monitored. Blood pressure in the arm, blood concentrations of lactate and ventilatory parameters showed an evolution statistically dependent on the work to which the subject was submitted. Heart rate showed a statistically significant correlation with the ventilatory parameters and work load. The proportional response of the cardioventilatory parameters to the increase in the work load allowed us to evaluate the repercussion of a given exercise and thus avoid exercise of an excessive intensity that could produce cardiocirculatory changes that might entail an added risk. Heart rate presents an excellent correlation, shown in this work, with the oxygen consumption and could therefore be used to quantify the cardiorespiratory and metabolic repercussion of the exercise carried out. Furthermore, this quantification may allow for the adaptation of exercise intensity to the patient thus improving the results obtained from the practice of exercise that has been proven so necessary in these patients.

Key words: Spinal cord injury, Physiological adaptation, Exercise.

Correspondence to J. Vidal. (Tel. 93 4977700; e-mail: capclinic@guttmann.com).

Spinal cord injury (SCI) is a very dramatic event that may occur after traumatism or a disease of the spinal cord. About 25 new cases per million inhabitants, mostly due to traffic accidents, appear in Spain every year. In their daily practice people with spinal injury must face efforts that are proportionally greater than those faced by able-bodied subjects since wheelchair ambulation is a highly inefficient and strenuous mode of exercise (4). It also entails risk factors that reduce life expectancy in relation to similarly aged able-bodied subjects (11). Furthermore, as a consequence of the spinal injury there is decreased physical activity and deconditioning results in muscle atrophy, increased adiposity and decreased cardiorespiratory fitness (16). These states entail risk factors such as insulin resistance, carbohydrate intolerance, increased serum cholesterol and triglyceride plasma concentrations, and a lower level of HDL-C in SCI subjects (31), all of which may contribute to a reduced life expectancy. Some authors point out that cardiovascular disease is the main cause of death in patients with spinal cord injuries (1, 30). With time, adaptations take place that improve their capacity and resistance to specific efforts as occurs with structural cardiac modifications (21, 26).

One factor that reduces the risks and contributes to a better adaptation is the practice of exercise. In the general population, the degree of physical fitness is positively related to a decrease in morbidity and mortality (8), with a direct relation between long-term physical activity and independent living in the oldest subjects (27). There is a 20-30% improvement in cardiorespiratory fitness with an increase in habitual physical activity (20) and there is a potential association between an increase in physical activity and a parallel increase in HDL-C (31). Knowledge of the cardiorespiratory and metabolic adaptation to physical effort and its organic repercussions will allow us to advise more accurately on the physical exercise that will most effectively help to improve health. It has been demonstrated that physical training programmes produce improvements in the quality of life and on several endocrine-metabolic parameters in people with spinal injury (17, 29).

The aim of the present study was to determine the cardiac, circulatory, metabolic, respiratory and temperature responses, so as to choose the loads that will have the most influence on the subject's improvement without introducing added risk factors.

Material and Methods

A group of 42 males with spinal cord injury, 85% of whom were paraplegic and the remaining 15% tetraplegic performed physical exercise tests. Most of the study subjects (60%) had a high cervical or dorsal level lesion (above the 6th dorsal neurologic segment), 25% had median or low dorsal paraplegia and 15% had cauda equina syndrome.

The distribution according to the American Spinal Injury Association (ASIA) neurological classification of spinal injuries reflected 60% of complete lesions, ASIA A; 55% of incomplete lesions in the sensitive aspect, ASIA B; 25% of incomplete spine lesion in the non useful motor aspect, ASIA C and, finally, 10% presented an ASIA D lesion, incomplete useful motor (7). The etiology of the spinal cord injury was traumatic in all cases except one, in whom it was secondary to a transverse myelitis of viral origin.

The average age of the patients taking part in the study was (mean ± SE) 31±1.9

years, weight (mean ± SE) 73.4±2.6 kg and height (mean ± SE) 177.5±1.4 cm. The average time since the appearance of the injury to the time of the test was 70.4 months (range 6-264).

All patients had completed their hospital rehabilitation programme and did not present any relevant complication at the time of the test. All patients gave informed consent to perform the different exercise tests with the protocol approved by the Ethics Committee of the Institut Guttmann of Barcelona.

The study was carried out in a laboratory at a room temperature ranging between 22 and 24 °C with a relative humidity between 55 and 65%. Each subject performed a graded arm ergometer test on a model Angio ergometer (Lode, Groningen, Netherlands). The subjects performed at 50-60 rev/min for consecutive 5 minute periods, interrupted by resting periods of three minutes that were used for capillary blood sampling and recording of other parameters such as blood pressure and temperature. During the first 5 minutes the subjects worked at a workload of 20 w; in the second 5 minute period the power output was increased by 20 w, that is, subjects worked at 40 w, and during the last step the power was increased again to 60 w.

Pulmonary gas exchange was measured with a Metasys TR-plus "breath by breath" automatic gas analyzer (Brainware S.A., France) equipped with a pneumotacograph and using a two-way mask (Hans Rudolph, Kansas, USA). The recorded parameters were: pulmonary ventilation (V_E, $l.min^{-1}$ BTPS), tidal volume (V_T, $ml.min^{-1}$ BTPS), respiratory frequency (fr, min^{-1}), oxygen uptake (VO_2, $ml.min^{-1}$ STPD) and expired CO_2 (VCO_2, $ml.min^{-1}$ STPD). The oxygen uptake relative to body mass (VO_2, $ml.kg^{-1}.min^{-1}$ STPD) was also recorded automatically.

During the graded exercise test and during the recovery phase, heart rate was continuously monitored by means of a Polar Accurex Plus (Polar Electro OY, Finland). Arm and leg blood pressures were measured manually with a model ERKAmeter 3000 Hg sphigmomanometer (ERKA, Bad Tolz, Germany) and by phonendoscope auscultation (Litman, Germany).

Skin temperature in the right arm was measured on the distal surface of the deltoid muscle and simultaneously in the right subscapular area using an automatic system model Thermocouple Thermometer 53/54 II (Fluke Corporation, Everett WA, USA), recording the temperature in resting position and at the end of every work-load. At the same time the tympanic temperature was measured by automatic laser system with digital reading model Termoscan TRT 1020 (Termoscan Inc., San Diego, USA).

Glucose ($mmol \cdot l^{-1}$) and uric acid ($\mu mol \cdot l^{-1}$) concentrations were determined by a micro method using a sample of 32 µl using the Reflotron photoenzymatic system (Boehringer Mannheim, Germany), and a concentration of lactate with a sample of 25 µl using the YSI 1500 Sport electroenzymatic method (YSI Inc., Ohio, USA).

Analysis of variance was performed to evaluate the impact of the different loads on the different variables measured. Likewise, a study was performed on the correlation between the different variables. Statistical significance was considered when $p < 0.05$.

Results

The body temperature measured on the subscapular and via tympanic thermometer was not affected by workload, however, arm temperature (distal deltoid surface) tended to increase with increasing load.

Blood pressure data differed between arm and leg measurements. Systolic blood pressure in the arm increased 31% from 114±2 (mean ± SEM) mmHg in resting position to a maximum of 149 ± 3 mmHg. Arm diastolic blood pressure increased 17% from 77 ± 2 mmHg in the resting position to a maximum of 89 ± 3 mmHg. The lower limb blood pressures were unaltered by changing workload. Heart rate significantly increased with increasing workload, from a resting 80 ± 3 up to 143±4 beats per min (Fig. 1).

In blood lactate, a significant increase was observed in relation to the workload, reaching maximum values of 2.6 ± 0.2 $mml{\cdot}l^{-1}$, with an increase of 1.7 $mmol{\cdot}l^{-1}$ in comparison to the values in resting position (Table I). No significant changes were observed in the values of uric acid or glucose, although the concentration of glucose tended towards a marginal decrease ($F = 2.14$, $p < 0.1$).

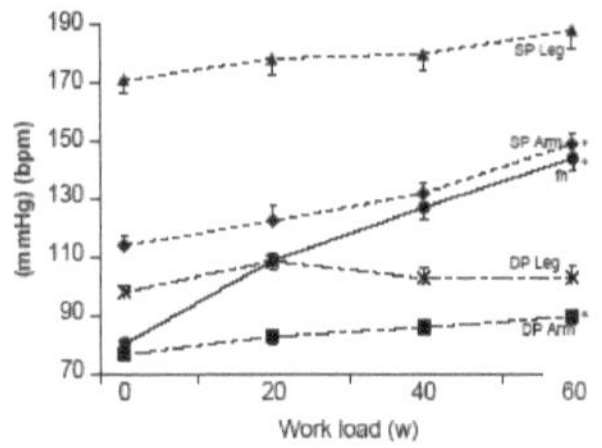

Fig. 1. *Changes in blood pressure (mmHg).* SP arm (systolic blood pressure in the arm), DP arm (diastolic pressure in the arm), SP leg (systolic pressure in the arm), DP leg (diastolic pressure in the arm) and fh (heart rate) in relation to the work load.

The ventilatory parameters show an evolution that was statistically dependent on the load to which the subject was submitted (Table II). The heart rate showed a high correlation with the ergoespirometrics parameters VO_2, VCO_2, VE, Vt, fr and $VO2{\cdot}kg^{-1}$. The oxygen consumption in each one of the steps was highly correlated with the work load, temperature of the subscapular area, systolic pressure of the arm, diastolic pressure of the arm, systolic pressure of the leg, diastolic pressure of the leg and blood lactate.

Discussion

An increase in the metabolic activity of skeletal muscle during exercise produces an increase in body temperature (32), while simultaneously, proportional control systems (10) are set in action to compensate this increase in temperature. In our case, with the temperature obtained after the 60 w load a significant increase was observed in relation to baseline, specially in the arm, where the increase in metabolic activity was focused. This small reaction could, therefore, be attributed to the relatively little active muscular mass in relation to other activities in which the lower limbs are used. Thus, the duration of exercise and a higher intensity of effort must be maintained to generate a response that will produce a significant increase in the tympanic temperature. Some authors have calculated this difference between the performance of a maximum effort with the arm and the lower limbs as 70 % in relation to the exercise performed on a cycloergometer (25), suggesting as a possible cause for this difference, that the plasma catecholamine concentrations are inversely related to the skeletal muscle mass used during exercise (6). Although some authors have suggested that a differ-

Table I: Changes in blood lactate, glucose or uric acid in relation to the work load.

Work load (w)	Lactate ($mmol \cdot l^{-1}$)	Uric acid ($\mu mol \cdot l^{-1}$)	Glucose ($mmol \cdot l^{-1}$)
0	0.90 ± 0.07	343.7 ± 79.1	6.44 ± 0.19
20	1.17 ± 0.09	350.2 ± 74.7	6.26 ± 0.17
40	1.88 ± 0.15	334.8 ± 84.7	6.00 ± 0.20
60	2.56 ± 0.21	351.8 ± 75.0	5.82 ± 0.17
	$p<0.05$	$p>0.05$	$p>0.05$

Table II : *Influence of work load (w) on ventilatory parameters:*

Load	VO_2	VCO_2	VE	Vt	$VO_2 \cdot kg^{-1}$	fr
0	0.46 ± 0.02	0.36 ± 0.02	9.1 ± 0.4	0.42 ± 0.02	6.5 ± 0,3	20.6 ± 0,8
20	0.96 ± 0.03	0.86 ± 0.03	20.8 ± 1.3	0.79 ± 0.03	13.4 ± 0.6	24.8 ± 1.2
40	1.34 ± 0.04	1.30 ± 0.04	30.7 ± 1.3	1.02 ± 0.03	18.5 ± 0.6	24.8 ± 1.2
60	1.70 ± 0.04	1.76 ± 0.07	42.9 ± 1.6	1.30 ± 0.05	23.1 ± 0.7	31.9 ± 1.6
F	192.82	183.35	146.94	125.43	155.38	14.45
P	<0.001	<0.001	<0.001	<0.001	<0.001	<0.001

ent response is produced depending on certain neural factors, since mechanoreceptors and metabolic receptors would provide information for thermoregulation (18), which is different for upper and lower body exercise, TAM (28) suggests that there is a different thermoregulatory set point between the two types of exercise. The blood pressure response measured in the arm is similar to that described by other authors, with an increase in systolic blood pressure proportional to work load, with a small or nonexistent increase of diastolic blood pressure resulting in an increase in mean blood pressure. We observed an increase in diastolic blood pressure slightly higher than that described for other exercises, possibly due to the use of the arm muscles (24). In the practice of exercise to improve health it will be useful to consider the evolution of blood pressure in relation to the intensity of exercise to avoid situations that may generate high pressure responses and an increase in cardiovascular risk given the alterations in neurovegetative control. However, this evolution was not observed in the blood pressure of the lower limb with an increase in blood pressure observed only with maximum loads. While the response measured in the arm would correspond to a segmental translation of the exercise performed with the upper body, thus the increase of diastolic blood pressure, the response of the lower limbs would correspond to a translation of the vascular adaptation at a general level. This would require a greater increase in the intensity of exercise to produce a vasomotor response, due to the specific cardiovascular conditions of spinal injury patients who depend on decreased venous return as a result of a nonfunctional leg muscle pump during exercise and/or inadequate vasomotor control (5, 13), or a hypotrophy of the common femoral artery compared with that in able-bodied persons (14) with lower stroke volume and cardiac-output (3). Damage to the autonomic nervous system which affects both sweating and the ability to vasoregulate the peripheral circulation is also observed (19).

An increase in lactate dependent on workload intensity was observed, although with lower values than those observed in other types of exercise which involve a larger number of muscles. A similar relation has been described by some authors showing an association with catecholamine activity although significantly impaired in male individuals with high level spinal cord injury (9). Although the upper limbs present a higher proportion of type II muscle fibers, the fact that an important increase in lactate does not occur is due to the low muscular mass performing the exercise. The change in the distribution of fibers that occurs in spinal injury patients, type IIB to type IIA and with type II to type I transformations, could also be involved.

Uric acid is described as a possible metabolic factor that can indicate a subject's fatigue and its increase with exercise (12). The absence of this difference may depend on the relatively low production of uric acid due to the lesser muscular mass and the capacity to diminish this increase in the total plasma volume; thus, this non specific parameter is not sensitive to changes although these may be detected at regional level.

We recorded a slight trend, alghough N.S., for glucose to decrease with prolonged exercise and increased intensity. An adequate metabolic response normally would produce a different outcome, but this may be due to the fact that the subjects come from a rather untrained group (32) or to the possibility that a decreased hyperglucemic response to exercise may occur. It would be important to confirm whether these changes depend either on a lower physical condition or on smaller deposits of glycogen with less capacity for hyperglycemic response during the effort of the muscle cells of the lower limbs, or on an inadequate adrenergic response.

Oxygen consumption and ventilatory response were analogous to those described by other authors (2, 12, 15), with values below those of populations of similar characteristics but with a higher level of training (23). A higher respiratory rate was noted both in resting position and with low-medium work loads in comparison to able-bodied persons. The important relation between the load and oxygen consumption allows us to successfully use an indirect calculation of oxygen consumption for this type of exercise and population group that is closely related to the cardiocirculatory response found.

In conclusion, the proportional response of the cardioventilatory parameters to the increase in the load allows us to evaluate the repercussion of a given exercise and avoid excessive intensity that could produce cardiocirculatory changes that might entail added risk. Heart rate presents an excellent correlation, shown in this work, with the oxygen consumption, and is a variable that can be used to quantify the cardiorespiratory and metabolic response to the exercise carried out. Furthermore, it will allow splitting up the training, thus improving the results obtained from the practice of exercise that has proved so necessary in these patients.

J. VIDAL, C. JAVIERRE, R. SEGURA, A. LIZARRAGA, J. R. BARBANY y A. PÉREZ. *Adaptación fisiológica al ejercicio en personas con lesión medular*. J. Physiol. Biochem., 59 (1), 11-18, 2003.

La lesión medular es una dramática situación que, en general, ocurre tras un accidente de tráfico. La esperanza de vida en estos pacientes ha aumentado en los últimos años, siendo en la actualidad las enfermedades cardiovasculares una de las causas principales de morbimortalidad. El objetivo del presente estudio consiste en conocer la adaptación (respuesta cardiorrespiratoria, metabólica y de termorregulación) del organismo al ejercicio y su posible aplicación a la práctica habitual de actividad física para mejorar su estado de salud.

Un grupo de 42 lesionados medulares, el 85% parapléjicos y el 15% tetrapléjicos, realizaron una prueba de esfuerzo con brazos en cicloergómetro. Se monitorizó la temperatura en diferentes lugares (timpánica, cutánea en la región deltoidea, cutánea en la región escapular), los parámetros metabólicos (ácido úrico, glucemia, lactato sanguíneo), la adaptación cardiocirculatoria (frecuencia cardíaca, presión arterial en brazo y pierna) y la ventilatoria (VO2, VCO2, fr, Vt, VE).

La presión arterial en el brazo aumenta significativamente al aumentar la carga. La frecuencia cardíaca presenta un aumento estadísticamente significativo dependiente del aumento del trabajo. Se observa un aumento estadísticamente significativo en la concentración de lactato sanguíneo al aumentar la carga. Los parámetros ventilatorios muestran una evolución que es estadísticamente dependiente de la carga a la que son sometidos los sujetos. La frecuencia cardíaca refleja una correlación estadísticamente significativa con los parámetros ventilatorios y la carga de trabajo.

La respuesta proporcional de los parámetros cardioventilatorios al aumento de la carga permite evaluar la repercusión de un ejercicio, evitando una intensidad excesiva que produzca cambios cardiocirculatorios que podrían traer consigo un riesgo añadido. La frecuencia cardíaca presenta una excelente correlación, en el grupo estudiado, con el consumo de oxígeno, pudiendo ser una variable que permita el seguimiento de la repercusión cardiorrespiratoria y metabólica de la carga a la que es sometido el paciente. Además, permitirá adaptar el nivel de actividad física al sujeto, mejorando los resultados obtenidos por la práctica de ejercicio en estos pacientes.

Palabras clave: Lesión medular, Adaptación fisiológica, Ejercicio.

References

1. Arrowood, J.A., Mohant, P.K. and Thames, M.D. (1987): *Phys. Med. Rehabil. State. Art Rev.*, 1, 443-456.
2. Barstow, T.J., Scremin, A.M.E., Mutton, D.L., Kunkel, C.F., Cagle, T.G. and Whipp, B.J. (2000): *Spinal Cord.*, **38**, 340-345.
3. Corbett, J.L., Debarge, O., Frankel, H.L. and Mathias, C.J. (1975): *Clin. Exp. Pharm. Physiol.*, 2, 189-193.
4. Dallmeijer, A.J., Van der Winde, L.H.V., Hollander, A.P. and Van As, H.H.J. (1999): *Med. Sci. Sports. Exerc.*, **31**, 1330-1335.
5. Davids, G. M. (1993): *Med. Sci. Sports. Exerc.*, **25**, 423-432.
6. Davies, C.T. M., Few, J., Foster, K.G. and Sargeant, A.J. (1974): *Eur. J. Appl. Physiol.*, 32, 195-206.
7. Ditunno, J.F., Jr, Young, W., Donovan, W.H. and Creasey, G. (1994): *Paraplegia*, **32**, 70-80.
8. Erikkssen, J. (1982): *Acta Med. Scand.*, **711**, 189-192.
9. Frey, G.C., McCubbin, J.A., Dunn, J.M. and Mazzeo, R. S. (1997): *Med. Sci. Sports. Exerc.*, **29**, 451-456.
10. Gisolfi, C.V. and Wenger, C.B. (1984): In "Exercise and Sport Sciences Reviews". (Terjung, R.L., Ed.). Collamore Press, Lexington. pp. 339-372.
11. Hartkopp, A., Bronnum-Hansen, H., Seidenscnur, A.M. and Biering-Sorensen, F. (1997): *Spinal Cord.*, **35**, 76-85.
12. Hellsten-Westing, Y., Sollevi, A. and Sjodin, B. (1991): *Eur. J. Appl. Physiol.*, **62**, 380-384.
13. Hopman, M.T.E. (1994): *Int. J. Sports Med.*, **15**, 563-566.
14. Huouker, M., Schmid, A., Svrichter, S., Schmidt-Trucksäb, Mrosek, P. and Keul, J. (1998): *Med. Sci. Sport Exer.*, **30**, 609-613.
15. Keyser, R.E., Rodgers, M.M., Gardner, E.R. and Russell, P.J. (1999): *Arch. Phys. Med. Rehab.*, **80**, 1288-1292.
16. Midha, M., Schmitt, J.K. and Sclater, M. (1999): *Arch. Phys. Med. Rehab.*, **80**, 258-261.
17. Midha, M., Schmitt, J.K. and Sclater, M. (1999): *Arch. Phys. Med. Rehab.*, **80**, 258-261.
18. Nielsen, B. and Nielsen, M. (1962): *Acta Physiol. Scand.*, **56**, 120-129.
19. Normell, L.A. (1974): *Scand. J. Clin. Lab. Invest.*, **138**, 25-41.
20. Pollock, M. and Wilmore, J. (1990): "Exercise in Health and Disease". W. B. Saunders, Sydney.
21. Price, D.T., Davidoff, R. and Balady, G.J. (2000): *Am. J. Cardiol.*, **85**, 996-1001.

22. Price, M. J. and Campbell, I. G. (1999): *Int. J. Sports Med.*, **20**, 457-463.
23. Price, M.J. and Campbell, I.G.(1999): *Spinal Cord*, **37**, 772-779.
24. Rodríguez-Jerez, A. (1992): In "Fisiología de la Actividad Física y del Deporte". (González Gallego, J.). Ed. Interamericana McGraw Hill, Madrid, pp. 190-191.
25. Sawka, M.N. (1986): In "Exercise and Sport Sciences Reviews" (Pandolf, K. B., Ed.). Macmillan, New York. pp. 175-211.
26. Schantz, P., Sjöberg, B., Widebeck, A.M. and Ekblom, B. (1997): *Acta Physiol. Scand.*, **161**, 31-39.
27. Spirduso, W.W. and Cronin, D.L. (2001): *Med. Sci. Sports Exer.*, **33**, 598-608.
28. Tam, H.S., Darling, R.C., Cheh, H.Y. and Downey, J.A. (1978): *J. Appl. Physiol.*, **45**, 451-458.
29. Vinet, A., LeGallais, D., Bernad, P.L., Poulain, M., Varray, A., Mercier, J. and Micallef, J.P. (1977): *Eur. J. Appl. Physiol.*, **76**, 455-461.
30. Yekutiel, M., Brooks, M.E., Ohry, A., Yarom, J. and Carel, R. (1989): *Paraplegia*, **27**, 58-62.
31. Washburn, R.A. and Figoni, S. F.(1999): *Spinal Cord*, **685-695**.
32. Wilmore, J.H. and Costill, D.L. (2001). "Fisiología del esfuerzo y del deporte". Ed. Paidotribo, Barcelona.

OBJETIVO DEL ESTUDIO (1)

El Objetivo del estudio es observar la adaptación cardiocirculatoria, metabólica, respiratoria y de la temperatura corporal en personas afectas de una lesión medular, con objeto de poder seleccionar las cargas de trabajo más idóneas que supongan un estímulo positivo para la mejoría del sujeto sin introducir factores de riesgo añadido.

MATERIAL Y METODO (1)

Se han llevado a cabo 42 pruebas de esfuerzo en una población de LM, todos ellos de sexo masculino, un 85% eran parapléjicos y un 15% tetrapléjicos. Un 60% presentaban una lesión de nivel cervical o dorsal alto (por encima del sexto segmento neurológico dorsal), un 25% estaban afectos de una paraplejia dorsal media y baja, y un 15% presentaban un síndrome de cono medular y cola de caballo. El 60% eran lesiones completas o ASIA A, un 5% eran ASIA B, un 25% ASIA C y un 10% ASIA D, según la clasificación americana de lesiones medulares (ASIA).

La edad media de los sujetos era de 31 años, con un peso medio de 73 kg. y una talla media de 177 cm.

Todos los pacientes habían completado su programa de rehabilitación hospitalaria y no presentaban ninguna complicación relevante en el momento del estudio. Todos ellos firmaron el consentimiento informado aceptando la realización de las pruebas.

Las pruebas se realizaron en el laboratorio de fisiología del Departamento de Ciencias Fisiológicas II de la Universidad de Barcelona del Campus de Bellvitge, bajo la dirección del profesor Ramón Segura.

Antes de iniciar el trabajo, el estudio fue aprobado por el Comité de Ética Asistencial del Hospital de Neurorrehabilitación Instituto Guttmann de Badalona (Barcelona).

Para el desarrollo del estudio se utilizó un ergómetro de brazo, y todas las pruebas se realizaron a una temperatura ambiente de 22-24 °C y una humedad relativa entre 55-65%, tras un desayuno ligero, 3 horas antes, y sin haber realizado ningún ejercicio durante las 72 horas previas.

Los individuos se ejercitaron frente a cargas progresivas con aumentos de 20 W en 20 W, hasta 60 W, en períodos de 5 min. y descansos de 3 min., practicando, durante las fases de reposo, las determinaciones analíticas (sangre capilar), toma de tensión arterial y temperatura. Se midieron los parámetros ventilatorios durante la prueba con un sistema automático de análisis de gases equipado con un neumotacógrafo, utilizando una máscara de doble vía.

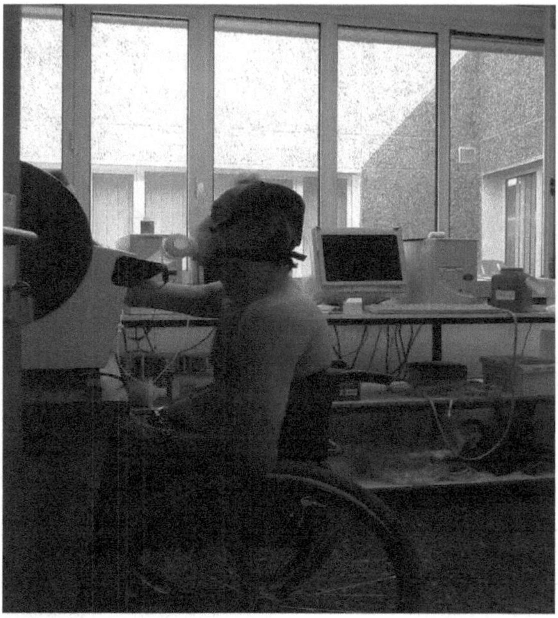

Ergómetro de brazo
Prueba de esfuerzo en el caso de un sujeto tetrapléjico

RESULTADOS (1)

Entre los resultados encontrados, además de los publicados destacan los siguientes:

TEMPERATURA (T°)

La T° media registrada a nivel de deltoides y la T° media timpánica no variaron con la carga impuesta, pero si la T° del brazo que mostró una tendencia a aumentar con el trabajo realizado. (ver figura)

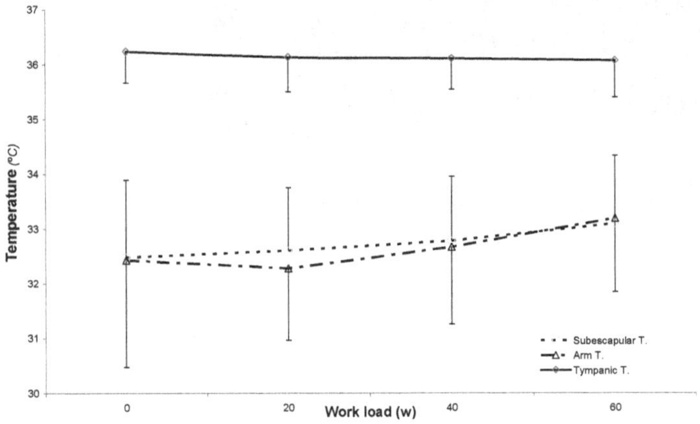

La realización de un esfuerzo físico, va acompañado de un aumento en la actividad metabólica de la musculatura en acción, lo que puede provocar un incremento en los valores de la temperatura corporal; paralelamente, se ponen en marcha mecanismo para compensar este aumento de T°. En nuestro caso los aumentos más importantes se observaron con la carga de 60 W, en relación al reposo, en el brazo, lugar donde tiene lugar básicamente el esfuerzo y por tanto el aumento de actividad metabólica. La ausencia de variaciones en la temperatura central, valorado por la temperatura timpánica, podría ser atribuible a la poca masa muscular activa durante la prueba, respecto a otras actividades donde se usan los miembros inferiores, siendo necesario, probablemente, realizar ejercicios de mayor duración e intensidad para generar una respuesta más significativa a nivel central, y así obtener valores que se correlacionen con la población general. Algunos autores cifran en un 70% el esfuerzo realizado en un ciclo ergómetro (Sawka, 1986) , aduciendo que una de las posibles causas podría ser que la concentración plasmática de catecolaminas está relacionada de forma inversa con la masa muscular utilizada durante el ejercicio (Davies et al., 1974b);(Davies et al., 1974a) .

CARDIOVASCULAR

Los valores de la presión arterial obtenidos en el brazo varían con la intensidad de la carga de trabajo, tanto para la presión arterial, como para la presión arterial diastólica. Esta evolución no se aprecia a nivel de la presión arterial registrada a nivel de miembros inferiores, donde sólo en las cargas máximas se aprecia un aumento de la presión arterial sistólica. Este hecho podría deberse a que mientras que la respuesta medida a nivel del brazo correspondería a una respuesta segmentaria al ejercicio realizado en los miembros superiores (de ahí el aumento de la presión arterial diastólica), la respuesta observada en los miembros inferiores reflejaría la adaptación vascular a nivel general, para lo que se necesitaría un mayor aumento en la intensidad del ejercicio para desencadenar respuestas vasomotoras que afecten al contenido. Este tipo de respuestas está condicionada por las limitaciones que presentan los lesionados medulares a nivel cardiovascular debido a la reducción del retorno venoso dada la falta de activación de músculo esquelético de las extremidades inferiores durante el ejercicio y/o a un control vasomotor inadecuado (Davis, 1993); (Hopman, 1994), e, incluso, a una hipotrofia de la arteria femoral común comparada con la de los no parapléjicos (Schmid et al., 1998a; Schmid et al., 1998b; Schmid et al., 1998c) ..

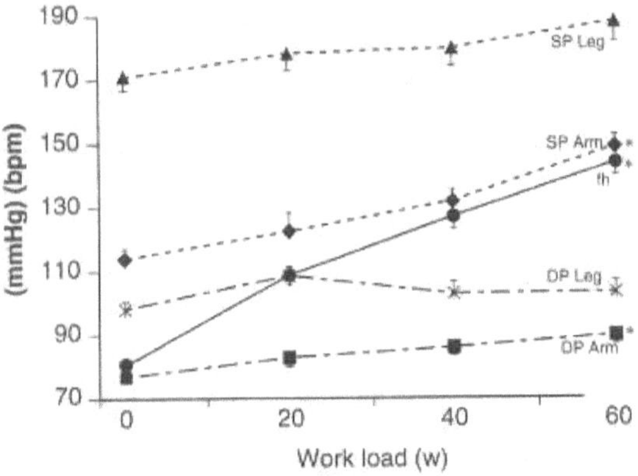

Cambios cardiovasculares: frecuencia cardiaca y TA brazo/pierna

PARÁMETROS VENTILATORIOS

El consumo de 02 y la respuesta ventilatoria son análogos a los descritos por otros autores (Barstow et al., 2000) ; (Keyser et al., 1999); (Price and Campbell, 1999) con valores inferiores a los referidos para poblaciones de similares características pero con un mayor nivel de entrenamiento (Price and Campbell, 1999); en cualquier caso, muestran una evolución dependiente, estadísticamente, de la carga de trabajos la que es sometido el sujeto. Conviene destacar la frecuencia respiratoria observada en estos sujetos, tanto en reposo como en las cargas medias y bajas, respecto a los sujetos normales. La importante relación entre la carga y el consumo de oxígeno nos permite usar con éxito un cálculo indirecto del consumo de oxígeno para este tipo de ejercicio y en este grupo poblacional, pudiendo relacionarlo con cierta seguridad con la respuesta cardiocirculatoria encontrada.

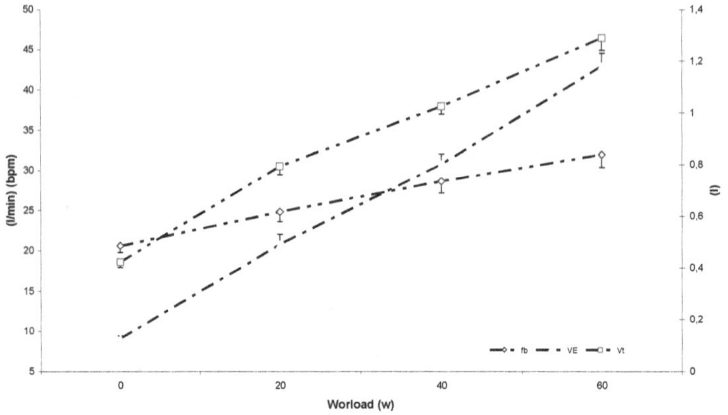

Gráfico de los parámetros ventilatorios en relación a las cargas de trabajo

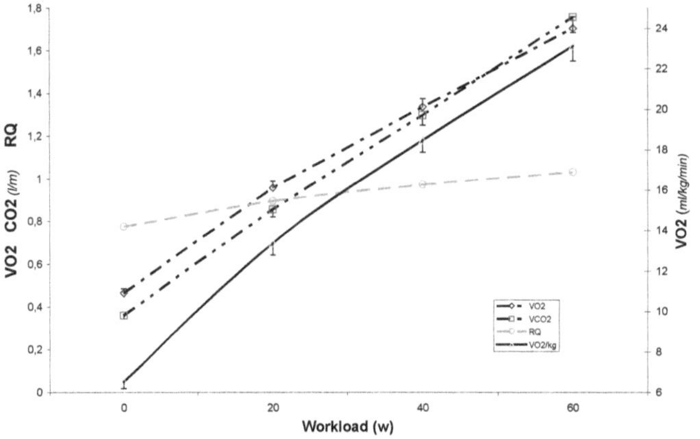

Como conclusión de este apartado, podemos decir que la respuesta, proporcional al aumento de la carga, en los parámetros cardioventilatorios nos permite valorar la repercusión de un determinado ejercicio, evitando intensidades excesivas que provoquen cambios en la vertiente cardiocirculatoria que pudieran provocar un riesgo añadido. Además, permitiría fraccionar el entrenamiento, optimizando los resultados obtenidos en la práctica deportiva que tan necesaria se ha demostrado en estos pacientes.

Load	**V02**	**VC02**	**VE**	**Vt**	**Fh**	**V02Kg**
0	**0.46**±*0.02*	**0.36**±*0.02*	**9.1**±*0.4*	**0.42**±*0.02*	**20.6**±*0,8*	**6.5**±*0,3*
20	**0.96**±*0.03*	**0.86**±*0.03*	**20.8**±*1.3*	**0.79**±*0.03*	**24.8**±*1.2*	**13.4**±*0.6*
40	**1.34**±*0.04*	**1.30**±*0.04*	**30.7**±*1.3*	**1.02**±*0.03*	**28.6**±*1.4*	**18.5**±*0.6*
60	**1.70**±*0.04*	**1.76**±*0.07*	**42.9**±*1.6*	**1.30**±*0.05*	**31.9**±*1.6*	**23.1**±*0.7*
F	192.82	183.35	146.94	125.43	14.45	155.38
P	*<0.001*	*<0.001*	*<0.001*	*<0.001*	*<0.001*	*<0.001*

Tabla: Parámetros ventilatorios en relación a la carga

CAMBIO METABOLICOS

En cuanto a los resultados de laboratorio destacan los siguientes: la concentración de **lactato** aumenta en relación con la intensidad del esfuerzo, si bien con incrementos menores respecto a los vistos en otros tipos de esfuerzo con participación de una mayor masa muscular. Esta relación es parecida a la referida por algunos autores, que observan una relación con los niveles de catecolaminas, aunque con una disminución significativa en los sujetos con una LM de nivel alto (Frey et al., 1997) . A pesar de que los miembros superiores poseen una mayor proporción de fibras musculares tipo II, el que no se produzca un aumento importante de lactato se debe a la baja masa muscular implicada en dicho esfuerzo; también pueden participar en dichos cambios la variación en la distribución de las fibras musculares que se produce en los lesionados medulares, en los que parece que, puede darse una transformación de fibras del tipo IIB en tipo IIA (Saltin et al., 1977); y del tipo II al tipo I (Schantz et al., 1986) .

La concentración de **ac.úrico,** que puede ser utilizada como índice para valorar el grado de esfuerzo y la fatiga durante un ejercicio físico, no muestra en nuestro trabajo variaciones significativas. Esta falta de correlación entre niveles de ácido úrico e intensidad de esfuerzo, puede ser debida a la menor masa muscular implicada en el esfuerzo, y por la capacidad para disminuir dicho aumento en el total del volumen plasmático, con lo que éste método inespecífico no es sensible para detectar cambios, aunque podría ser útil a nivel regional si se pudieran producir dichos cambios.

La concentración de **glucosa** muestra, en nuestro trabajo, una tendencia a disminuir conforme se prolonga el ejercicio y aumenta su intensidad o carga de trabajo. Una adecuada respuesta metabólica en condiciones normales supondría una respuesta distinta, por lo que puede deberse a factores, como el de tratarse de un grupo poco entrenado (Costill, 1991);(Houmard et al., 1990); o bien, que el esfuerzo realizado en nuestro protocolo no es tan intenso como el esperado, o que realmente, se produce una menor respuesta hiperglucémica al esfuerzo. Por ello, sería conveniente confirmar dichos cambios como dependientes de un menor nivel físico o de unos depósitos de glucógeno menores y con menor capacidad a la respuesta hiperglucémica durante el esfuerzo de las células musculares de los miembros inferiores paralizado, o dependientes de una respuesta adrenérgica inadecuada.

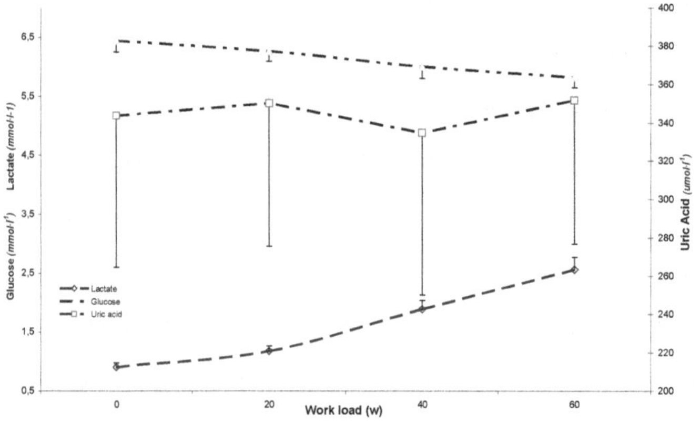

Gráfico de los cambios metabólicos en relación a las cargas

CONCLUSION (1)

Las cifras de presión arterial en brazos, la concentración de lactato en sangre y los parámetros ventilatorios muestran una evolución estadísticamente dependiente de la carga de trabajo a la que se somete el sujeto. La frecuencia cardiaca muestra una correlación estadísticamente significativa con respecto a los parámetros ventilatorios en relación a la carga. La respuesta proporcional de los parámetros cardioventilatorios en relación al aumento de la carga permite evaluar la repercusión de un ejercicio, evitando una intensidad excesiva que produzca cambios cardiocirculatorios que podrían traer consigo un riesgo añadido.

La frecuencia cardiaca muestra una excelente correlación, en el grupo estudiado, con el consumo de oxígeno y puede ser utilizada como un parámetro para cuantificar la repercusión cardiorrespiratoria y metabólica de la carga a la que es sometido el sujeto. Además, permite adaptar el nivel de actividad física al sujeto, mejorando los resultados obtenidos por la práctica de ejercicio en estos pacientes.

Asimismo sabemos que un incremento de la actividad metabólica del músculo esquelético durante el ejercicio produce cambios en la temperatura corporal. En nuestro estudio, la temperatura aumenta de forma significativa con cargas de 60 W, a nivel de los brazos, que es donde tiene lugar el incremento en la actividad metabólica en los lesionados medulares.

A nivel de los parámetros ventilatorios destacaremos:

- La respuesta proporcional al aumento de la carga de los parámetros cardioventilatorios nos permite valorar la repercusión de un determinado ejercicio.
- Esto permitiría fraccionar el entrenamiento y optimizar los resultados obtenidos en la práctica deportiva.

Como conclusión de los cambios metabólicos observados destacaremos:

- La concentración de lactato aumenta dependiendo de la carga, aunque con valores menores en relación a las cargas esperadas.
- La concentración de ácido úrico no muestra variaciones significativas a lo largo del esfuerzo. Es probable que ello sea debido a la menor masa muscular activa en estos sujetos
- La concentración de glucosa muestra una reducción progresiva a medida que se prolonga el ejercicio. Esta explicación habría que buscarla al tratarse, bien de un grupo poco entrenado o bien a la baja intensidad del esfuerzo realizado durante la prueba.

Los resultados obtenidos en este estudio permiten concluir que, en sujetos lesionados medulares no deportistas, la actividad física que realizan pueda ser útil, y de hecho lo es, para conseguir una mejor adaptación psico-social y para una mayor libertad de movimientos y agilidad, pero no parece que mejore de manera significativa, el estado de salud general de los sujetos evaluados.

Las mejoras reales debidas al entrenamiento, en personas con lesión medular no deportistas, son cuestionables, ya que los cambios a nivel sistémico no son tan espectaculares como cabría esperar dado el esfuerzo realizado. Parece que se producen más cambios a nivel periférico que a nivel general.

ESTUDIO 2: "Long-term evolution of blood lipid and glycemic levels in patients alter spinal cord injury". Vidal J, Javierre C, Curia FJ, Garrido E, Lizarraga MA, Segura R. Spinal Cord 2003; 41: 178-81.(Vidal et al., 2003a).

Resumen

El objetivo de este estudio es analizar el perfil lipídico y los niveles de glucosa de un amplio grupo de lesionados medulares que han sido sometidos a una revisión médica periódica anual entre los años 1996 y 2001, y su correlación con las variables de edad, tiempo de evolución de la lesión medular y nivel lesional.

Se analizaron 2135 sujetos con una lesión medular atendidos en el Instituto Guttmann durante la revisión rutinaria anual, clasificando a los pacientes según la edad y nivel lesional.

A todos ellos se les sometió a una analítica de sangre para determinar el perfil lipídico y glicémico. Todos los análisis bioquímicos fueron realizados en el mismo laboratorio.

De los resultados se desprenden las siguientes conclusiones:

Los niveles de colesterol plasmático muestran una correlación estadísticamente significativa con la edad del paciente ($p<0.001$) y con el tiempo de evolución después de sufrir la lesión medular ($p<0.05$). Las diferencias se observaron entre los valores obtenidos de los diferentes niveles lesionales ($F=22.14$; $p<0.001$). Los niveles de colesterol-LDL muestran diferencias significativas entre los cuatro grupos de edad ($F=3,51$, $p<0.05$).

Se observa un aumento en los niveles de triglicéridos en relación con la edad, pero sin diferencias significativas entre grupos de distinto nivel neurológico. Los niveles de glucosa aumentan con la edad ($p<0.001$) y también con el tiempo transcurrido desde la instauración de la lesión.($p<0.05$).

Como conclusión destacamos que existe una relación directa entre los diferentes parámetros bioquímicos (colesterol-total, colesterol-LDL y glucosa) y la edad de los pacientes, pero no con la gravedad o el tiempo de evolución de la lesión medular.

Spinal Cord (2003) 41, 178–181

www.nature.com/sc

Original Article

Long-term evolution of blood lipid profiles and glycemic levels in patients after spinal cord injury

J Vidal*[,1], C Javierre[2], FJ Curià[1], E Garrido[2,3], M-A Lizarraga[2] and R Segura[2]

[1]*Institut Guttmann, Hospital de Neurorehabilitación, camí de Can Ruti s/n Badalona, 08916, Spain;* [2]*Department of Physiological Sciences, Medical School, University of Barcelona, Campus of Bellvitge, 08907 Hospitalet de Llobregat, Barcelona, Spain;* [3]*Department of Cardiology, Hospital General de Catalunya, Sant Cugat del Valles, Barcelona, Spain*

Objective: To analyze the lipid and glycemic profiles in relation to age, time elapsed post injury and the level of injury in a group of patients with SCI.
Subjects: 2135 subjects with SCI were recruited during the annual routine health check-up carried out at the Institut Guttmann of Badalona, in Spain. The patients were classified according to the level of SCI and their age.
Methods: Serum lipid profiles and glycemic (glucose) levels were determined. Data was collected between 1996 and 2001, all biochemical analysis being performed by the same laboratory.
Results: Serum cholesterol levels show a statistically significant correlation with patient's age ($P<0.001$) and with time elapsed after injury ($P<0.05$). Differences can be observed between the values obtained from the different injury level groups ($F=22.14$; $P<0.001$). LDL-c shows a statistically significant difference between the four different age groups ($F=3.51$, $P<0.05$). There is an increase in plasma triglycerides related to the increase in age of the patients without observable differences between the injury level groups. The concentration of serum glucose increases with age ($P<0.001$) and also with the time elapsed after injury ($P<0.05$).
Conclusion: There is a direct relationship between various biochemical parameters (total cholesterol, LDL-c and glucose) and the age of the patients, but not with the severity or time of evolution of the spinal cord injury.
Spinal Cord (2003) **41,** 178–181. doi:10.1038/sj.sc.3101390

Keywords: lipid profile; spinal cord injury; cardiovascular risk factors; glycemic levels

Introduction

Thanks to recent medical and surgical advances, the life expectancy in patients with spinal cord injuries now approximates to that of the general population. They have a better quality of life due in part to present rehabilitation programs. The causes of mortality in SCI patients have varied over the years: urological sepsis, pressure sores, kidney failure, or pneumonia have been replaced by that of cardiovascular disease, which correlates with that observed in the general population.[1] The risk of cardiovascular disease continues to be one of the emergent pathologies in the general population and therefore, the increase in life expectancy of these spinal cord injury patients allows for the manifestation of this pathology, which occurs prematurely, possibly because of the sedentary lifestyle imposed by paralysis.

It is well-known that an increase in LDL-cholesterol (LDL-c) and a decrease in HDL-cholesterol (HDL-c) are indicators of an increased risk of atherogenesis and, therefore, of an increase morbidity and mortality due to cardiovascular disease.[2,3] In patients with spinal cord injuries, a higher incidence of premature cardiovascular disease[4] has been reported by some authors, on the other hand serum HDL-c levels are lower in spinal cord injury (SCI) patients compared with those of a control group of able bodied individuals, possibly due to an inactive lifestyle and a concomitant reduction of cardiopulmonary fitness of persons with SCI.[5] The determination of the lipid profile continues to be one of the basic parameters for the evaluation of the vascular risk. Coronary heart disease is the cause of death of 46% of the patients who live more than 30 years after a spinal cord injury, but despite reductions in functional abilities associated with the aging process, the patients reported generally to be in good health

*Correspondence: J Vidal, Institut Guttmann, Hospital de Neurorehabilitación, camí de Can Ruti s/n Badalona, 08916, Spain

and rated their current quality of life as either good or excellent.[6]

The neurological level, the patient's age, the degree of physical activity, and diet are factors that influence the lipid profile of patients with SCI. Some authors find no relationship between the level of the injury or the duration since the injury and the lipid profile[7,8] and report that, compared to the able bodied population, patients with a spinal cord injury do not show higher levels of cholesterol or LDL, or lower levels of HDL.

Not only have risk factors associated with the metabolism of the lipids been described but some authors have shown that intolerance to glucose is more frequent in patients with SCI than in able-bodied persons,[9] prolonged inactivity has been shown to impair glucose tolerance and is associated with hyperinsulinemia.[10,11] A state of insulin resistance and hyperinsulinemia is becoming recognized as an atherogenic condition.

The present study analyzes the lipid glucemic profiles in relation to age, time of lesion and the level of injury in a group of patients with SCI.

Patients and methods

Patients

This study has been carried out at the Institut Guttmann of Badalona, in Spain, a Neurorehabilitation Hospital where a complete medical check up for all patients affected by paraplegia or tetraplegia is routinely being performed. This is done in order to detect and, eventually, correct any metabolic and/or functional disturbances that can lead, in the future to overt pathologies. The protocol of this study was previously accepted by the Research and Ethical Committee.

In this study the data obtained in 2135 annual routine health check-ups carried out on patients referred to the Institut Guttmann between 1996 and 2001 were analyzed; 72% were men and 28% were women aged 50.08 ± 16.25 años (average ± SD). The distribution of the population studied according to the ASIA classification was 65% ASIA A, 17% B, 10% C and 8% D. The patients were divided into three groups according to the level of SCI: group 1, with cervical and high thoracic lesions (lesions above Th5); group 2, with thoracic lesions between Th6 and Th12; group 3, patients with lesions below L1. On the other hand the patients have been divided into four groups according to age: group I (younger than 35 years), group II (between 35 and 55 years), group III (between 55 and 70 years) and group IV (older than 70 years).

Methods

Blood samples were obtained during the annual revision, after an overnight fast; the subjects had done no strenuous physical exercise the day before. A complete biochemical analysis was done using an automatic analyser Hitachi model 717 (Roche, Japan) and the following blood parameters were determined: total cholesterol, HDL-c, LDL-c, triglycerides and glucose.

The age of the patients or the time elapsed post injury were compared with each of the biochemical parameters obtained. An analysis of variance was carried out, to determine the possible influence of the age and level of the injury of the patients on the values obtained ($P < 0.5$ is considered statistically significant).

Results

There is a statistically significant correlation betwen serum cholesterol levels and patient's age ($P < 0.001$) (Figure 1) and also the duration since the injury ($P < 0.05$). A statistically significant difference was also observed between the values obtained in the different groups according to the injury level groups ($F = 22.14$; $P < 0.01$) (Table 2) and to the age range of the four different groups ($F = 116.25$; $P < 0.001$). (Table 1). Serum HDL-c values show a significant increase with age ($P < 0.05$), with the highest levels in those patients older than 70 years (group IV). LDL-c showed a statistically significant correlation with age ($P = 0.001$) and also with the duration of the injury ($P < 0.05$); values increased over time. A statistically significant difference was observed for the values obtained in the four different age groups ($F = 3.51$; $P < 0.05$), (Table 1). Serum triglycerides showed a statistically significant correlation with the patient's age ($P < 0.05$), the highest levels being found in the older patients. Serum glucose shows a statistically significant correlation with the patient's age ($P < 0.001$) and also with the time elapsed post injury ($P < 0.05$); glucose levels increased over time. Statistically significant differences can be observed between the values obtained in the four different age groups ($F = 83.49$; $P < 0.001$), (Table 1), while no differences between the three injury level groups nor in those patients distributed according to the ASIA classification can be observed.

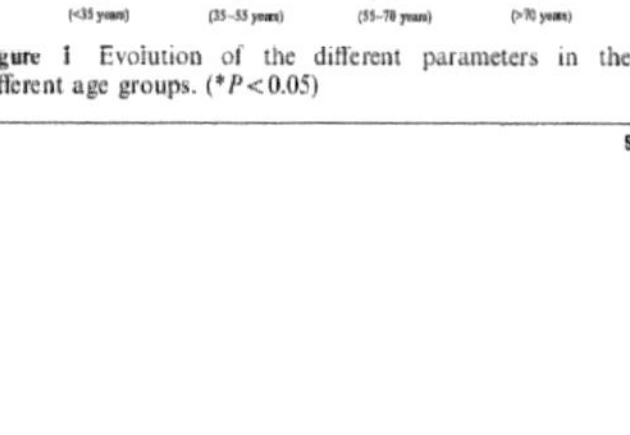

Figure 1 Evolution of the different parameters in the different age groups. (*$P < 0.05$)

Table 1 Value for each of the biochemical parameters in the different age groups. Values are shown in mean ± SD

AGE groups	*Cholesterol* mmol·l⁻¹	*HDL-C* mmol·l⁻¹	*LDL-C* mmol·l⁻¹	*Triglycerides* mmol·l⁻¹	*Glucose* mmol·l⁻¹
Reference values	3.10–5.94	>0.90	0.0–3.97	0.56–1.69	3.60–6.10
Group A	4.50 ± 0.94	1.24 ± 0.41	2.78 ± 1.08	1.28 ± 0.59	4.78 ± 0.66
Group B	5.21 ± 1.07	1.11 ± 0.27	3.21 ± 1.00	1.42 ± 0.91	5.14 ± 1.20
Group C	5.63 ± 1.18	1.21 ± 0.30	3.90 ± 1.02	1.55 ± 0.85	5.90 ± 1.90
Group D	5.69 ± 1.22	1.25 ± 0.23	4.04 ± 1.27	1.63 ± 1.05	6.22 ± 2.38
F	116.25	1.320	3.51	0.955	83.49
P	<0.001	>0.05	<0.05	>0.05	<0.001

Table 2 Value for each one of the biochemical parameters in different injury level groups. Values are shown as mean

Injury level groups	*Cholesterol* mmol·l⁻¹	*HDL-C* mmol·l⁻¹	*LDL-C* mmol·l⁻¹	*Triglycerides* mmol·l⁻¹	*Glucose* mmol·l⁻¹
Reference values	3.10–5.94	>0.90	0.0–3.97	0.56–1.69	3.60–6.10
Group 1	5.03 ± 1.13	1.11 ± 0.26	3.56 ± 1.10	1.56 ± 0.96	5.33 ± 1.64
Group 2	5.23 ± 1.22	1.19 ± 0.24	3.61 ± 1.24	1.45 ± 0.90	5.42 ± 1.65
Group 3	5.53 ± 1.15	1.27 ± 0.36	3.82 ± 1.06	1.37 ± 0.67	5.52 ± 1.44
F	22.14	1.62	0.252	0.504	1.727
P	<0.001	>0.05	>0.05	>0.05	>0.05

Discussion

In the general population, the concentration of total serum cholesterol shows a significant tendency to increase with age, with clear differences between the different age groups. Patients with SCI exhibit a similar temporal evolution as the able bodied. In our study the observed values for total cholesterol in spinal cord injury patients are very similar to those found by other authors in studies carried out in similar populations of able-bodied persons at the moment of the check up[12] and within the parameters defined by the laboratory of reference. In our group a higher concentration of serum cholesterol appears to be present in a higher proportion of patients affected by a lower lesion; thus serum cholesterol values are 10% higher in patients with lesion levels below L1 compared to those with an injury at the cervical region or high thoracic level (group 1) (Figure 2). The reason for this difference could be that the age of those of group 3 (patients with lesions below L1) is superior to those in groups 1 and 2; in the normal population, serum cholesterol increases with age. In any case, age has a greater effect on the levels of total cholesterol than the level of injury.

HCL-c levels did not show a correlation with the level of lesion, although lower values were found where the lesion is higher (the lowest values were in group 1). This has also been described by other authors where the most adverse lipid changes correlated with the severity of neurological deficit.[13] An inverse correlation between serum triglycerides and HDL-c has been described in subjects with paraplegia and quadriplegia.[14] In our case, this inverse correlation is not statistically significant although a trend in this direction can be observed in the patients pertaining to group 1 (with cervical and high thoracic lesions) showing the highest serum triglyceride concentrations and the lowest levels of HDLc (Table 2). This inverse relationship may reflect the effects of plasma insulin, elevated as a consequence of reduced peripheral insulin sensitivity, on lipid metabolism. The ratio of serum total cholesterol to HDL-c is a particularly strong discriminator of risk of myocardial infarction.[14]

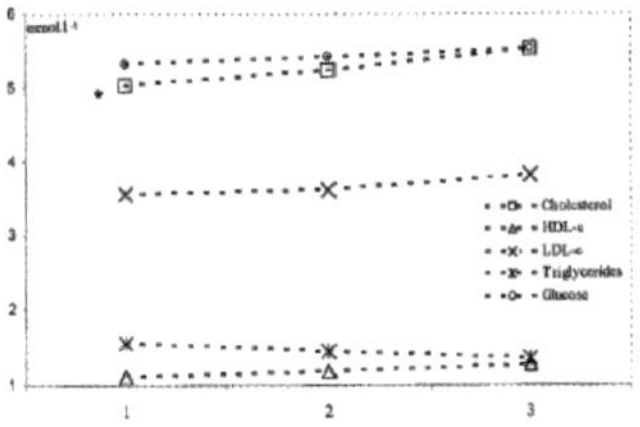

Figure 2 Evolution of the different biochemical parameters in the different injury level groups

The concentration of LDL-c shows a tendency to increase with age, this depended more on the normal evolution that this value undergoes over the years than with the spinal cord injury or the level of the same. The SCI population does not show levels of LDL-c significantly higher than those of the normal population.[7] In our group no statistically significant correlation between age, duration post injury or level of injury and serum LDL-c were observed, a fact confirmed also by other authors.[15]

Glucose intolerance occurs more frequently in individuals with SCI than in able bodied persons. Some authors have reported the existence of higher plasma glucose levels in patients with complete motor tetraplegia, and in other groups with different neurological deficits after a 75 g glucose load,[15] in our case, the plasma glucose values appear to be within normal limits. Nevertheless, a statistically significant tendency to increase with age can be observed, (Figure 1) although with no correlation with the level of injury.

Conclusion

In summary, important modifications of certain biochemical parameters (total cholesterol, HDL-c, LDL-c, and glucose) with age can be observed in these patients, but not with the severity or time of evolution of the spinal cord injury. The evolution of these metabolic parameters is similar to that observed in the able-bodied population.

References

1 Washburn RA, Figoni SF. High density lipoprotein cholesterol in individuals with spinal cord injury. The potential role of physical activity. *Spinal Cord* 1999; **37:** 685–695.
2 Castelli WP, Lead A. Identification and assessment of cardiac risk an overview. *Cardiol Clin* 1985; **3:** 171–178.
3 Gordon T, Castelli WP. High density lipoprotein as a protective factor against CHD. The Framinghan Study. *Am J Med* 1977; **62:** 707–709.
4 Samsa P, Patrick C, Feusner JR. Long term survival of veterans with traumatic spinal cord injury. *Arch Neurol* 1993; **50:** 909–914.
5 Bauman WA *et al.* Is immobilization associated with an abnormal lipoprotein profile? Observations from a diverse cohort. *Spinal Cord* 1999; **37:** 485–493.
6 Whiteneck GG *et al.* Mortality, morbidity, and psychosocial outcomes of persons spinal cord injured more than 20 years ago. *Paraplegia* 1992; **30:** 617–630.
7 Cardús F, Ribas-Cardús F, Taggant MC. Lipid profiles in spinal cord injury. *Paraplegia* 1992; **30:** 775–782.
8 Cardús D, Ribas-Cardús F, Taggant MC. Coronary risk in spinal cord injury: assessment following a multivariate approach. *Arch Phys Med Rehabil* 1992; **73:** 930–933.
9 Duckworth WC *et al.* Glucose intolerance due to insulin resistance in patients with spinal cord injury. *Diabetes* 1980; **29:** 906–910.
10 Lipman RL *et al.* Glucose intolerance during decreased physical activity in man. *Diabetes* 1972; **21:** 101–107.
11 Lipman RL *et al.* Impairment of peripheral glucose utilitation in normal subjects by prolonged bed rest. *J Lab Clin Med* 1970; **76:** 221–230.
12 Sentí M *et al.* Determinantes antropométricos y dietéticos de la concentración sérica del colesterol de las lipoproteínas de alta densidad en un estudio de base problacional. El estudio REGICOR. *Rev Esp Cardiol* 1998; **51:** 979–987.
13 Bauman WA *et al.* The effect of residual neurological deficit on serum lipoproteins in individuals with chronic cord injury. *Spinal Cord* 1998; **36:** 13–17.
14 Bauman WA *et al.* Depressed serum high density lipoprotein cholesterol levels in veterans with spinal cord injury. *Paraplegia* 1992; **30:** 697–703.
15 Baunman WA, Spungen AM. Metabolic changes in persons after spinal cord injury. *Topics in Spinal Cord Injury Medicine* 2000; **11:** 109–140.

OBJETIVOS DEL ESTUDIO (2)

A partir de los resultados de las primeras pruebas realizadas y publicadas en el estudio anteriormente descrito (Estudio 1), quisimos saber como podía influir en determinados aspectos una suplementación dietética especial de cara a una mejor adaptación fisiológica en el LM.

Sin embargo era interesante ante de iniciar un estudio específico de suplementación en LM, valorar cual era el perfil lipídico y de otros parámetros bioquímicos en el plasma, de una población amplia de pacientes afectos de una LM que acudían de forma regular a una revisión periódica a nuestro Hospital.

MATERIAL Y METODO (2)

Revisamos retrospectivamente los resultados bioquímicos de 2135 lesionados medulares que habían sido atendidos en el Hospital de Neurorrehabilitación Instituto Guttmann de Badalona y que se les había realizado una Revisión Médica Periódica (RMP) entre los años 1996-2001, con la distribución que mostramos a continuación en esta tabla:

- 72% hombres / 28% mujeres.
- Edad media 50,08 ± 16,25 años.
- Clasificación ASIA :
    - 65% A
    - 17% B
    - 10% C
    - 8% D

Se distribuyeron en 4 grupos de edad y tres niveles neurológicos:

- **I : < de 35 a.**
- **II : 35-55 a.**
- **III: 55-70 a.**
- **IV: >70 a**

- **1: con lesiones a nivel cervical y dorsal alto**
- **2: con lesiones hasta D12-L1**
- **3: con lesiones por debajo de L1**

Se revisaron tanto el perfil lipídico como el glicémico para valorar si existían características especiales que definieran el patrón bioquímico estándar del LM sin complicaciones.

Los grupos se distribuyeron por edades y niveles neurológicos y los resultados fueron los siguientes:

RESULTADOS (2)

Los niveles de colesterol muestran una correlación significativa con la edad y con el tiempo tras la instauración de la lesión medular, así como también con el nivel neurológico, aumentando las tasas de colesterol conforme baja el nivel lesional; los que muestran lesiones por debajo del nivel neurológico L1, presentan tasas de colesterol más elevadas. Los niveles de triglicéridos también aumentan con el paso del tiempo pero no existe correlación con el nivel neurológico, y la glucosa aumenta también conforme aumenta la edad y con el tiempo transcurrido desde la instauración de la lesión medular. En pocas palabras, existe una relación directa entre varios parámetros bioquímicos (colesterol total, colesterol-LDL y glucosa) en relación a la edad del paciente pero no en relación a la gravedad de la lesión.

Tal como se muestran en las diferentes figuras:

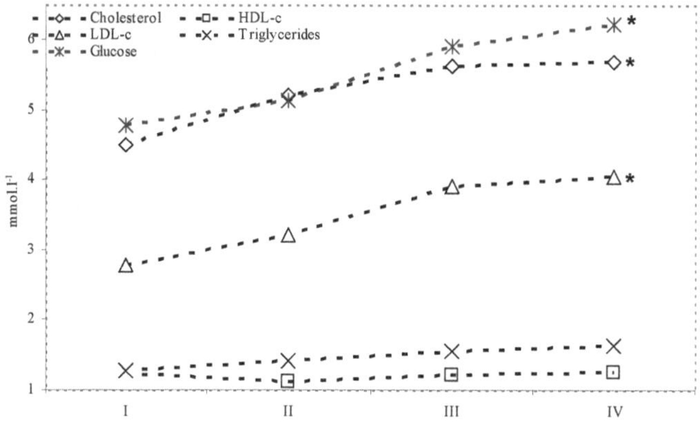

Evolución de los diferentes parámetros en los diferentes grupos de edad. (* p<0,05).

- La concentración de colesterol total, de colesterol-LDL, de triglicéridos y de glucosa en plasma aumenta con la edad. En cambio la concentración de colesterol-HDL no parece variar con la edad.
- La concentración de glucosa en el plasma aumenta en relación con el tiempo transcurrido desde la lesión.

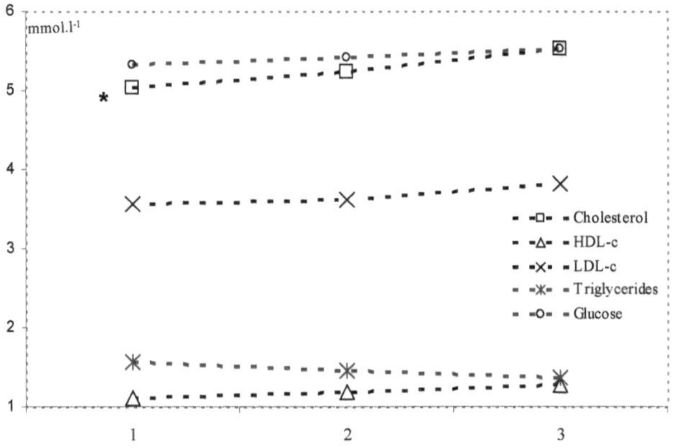

Evolución de los diferentes parámetros bioquímicos en relación a los distintos niveles lesionales.

CONCLUSIONES (2)

Los Resultados de este segundo estudio muestran:

- Mayor concentración de colesterol en el plasma en las lesiones bajas (10% superior en lesiones del grupo 3, lesiones por debajo L1, que en las del grupo 1, lesiones a nivel cervical y dorsal alto), si bien es probable que estos cambios estén relacionados con una mayor edad del grupo 3.
- La concentración de colesterol-HDL muestra valores más bajos en el grupo 1
- Existe una correlación inversa colesterol-HDL y triglicéridos (más acusada en grupo 1)
- La concentración de colesterol-LDL aumenta con la edad, no objetivando otras diferencias significativas.

• La concentración de glucosa en el plasma no se correlación con el nivel lesional.

ESTUDIO (3) (in press in *J Physiol Biochem*))

The effect of supplementation with n-3 fatty acids (DHA and EPA) on the physical performance in subjects with spinal cord injury

Casimiro Javierre[1], Joan Vidal[2], Ramón Segura[1], Mª Antonia Lizarraga[1], Josep Medina[2] and José Luis Ventura[1].*

[1] Department of Physiological Sciences II, Medical School, IDIBELL,University of Barcelona (Campus of Bellvitge). Hospitalet de Llobregat (Barcelona). Spain

[2] Spinal Cord Unit of Neurorehabilitation Hospital Guttmann Institut. Badalona (Barcelona).Spain

Running title: N-3 fatty acids and spinal cord injury patients

Address correspondence to:

R Segura,

Department of Physiological Sciences II,

Medical School of the University of Barcelona (Campus de Bellvitge).

C. Feixa llarga s/n. 08907 L´Hospitalet de Llobregat (Barcelona) Spain.

Phone: 34-93-4024517 / Fax: 34-93-4024268. / e-mail: rasegura@ub.edu

Sources of support:

This work has been partially supported by a grant from the Ministry of Health and Social Security of Spain (FIS project 98/1289). We thank SANTIVERI S.A. (Barcelona, Spain) for their gift of the DHA+EPA capsules used in this study.

Abstract

Physical exercise were performed by 21 males with spinal cord injury (SCI), at the beginning, at three and six months of omega-3 fatty acid supplementation (FA).

A significant increase in the proportion of eicosapentaenoic acid (EPA) and docosahexanoic acid (DHA) in plasma was observed in response to supplementation period ($p<0.05$). After six months of FA supplementation, the strength endurance time increased from 127.7±19.0 (s) to 215.2±45.6 (s) in the right arm, and from 139±27.6 (s) to 237.7±48.7 (s), in the left arm. The time to perform 20 repetitions showed a reduction of 41% between the first and the third test. The time taken to cover a 90 meter long track, with a 6% slope, was reduced from 66.9±8.0 s to 59.3±6.7 s, at the end of the study ($p<0.05$). In conclusion FA supplementation in the diet could contribute to improve the functional capabilities in SCI subjects.

Key words: spinal cord injury, omega-3 fatty acids, DHA, EPA, physical performance, dietary supplementation.

Introduction

Spinal cord injury (SCI) results in a notable loss of physical fitness, functional independence and psychosocial status[15]. People with spinal cord injury face more effort in their daily activities than able bodied subjects as wheelchair transport is a highly inefficient and strenuous mode of locomotion [11]. This results in easy fatigability of active arm muscles that may discourage wheelchair users from leading active lives. Enhancing physical fitness would lead to greater physical ability and functional independence and reduce the relative stress associated with performing daily activities.

Some studies suggest that n-3 polyunsaturated fatty acids (n-3 PUFA) have beneficial effects on platelet aggregation, cardiovascular disease (CVD), rheumatoid arthritis, brain development and mental disorders [19, 7].

Dietary n-3 polyunsaturated fatty acids modify the activity of membrane bound enzymes and, possibly, receptor function. It has been proposed that modifications in fatty acid composition of biological membranes result in changes in fluidity and bilayer thickness [19].

In humans, eicosapentaenoic acid (EPA) and docosahexaenoic acid (DHA) may be synthesized from the first member of n-3 fatty acid chain. Thus, our body should have no need for an exogenous supply of these "essential" fatty acids. However, there are reasons why this may not be strictly true. The synthesis of n-3 PUFA and n-6 PUFA share δ-6-desaturase enzyme, which is important for the conversion of the α-linolenic acid (ALA) to EPA and DHA. The normal occidental diet is unbalanced in favour of large amounts of n-6 PUFA (>10:1). The result is an inhibition of the pathway that converts ALA to EPA and DHA [7;14]. Secondly, the conversion of ALA to EPA and DHA is inefficient. Supplementation with EPA and DHA (two n-3 PUFA derived from fish oil) produce a large rise in the EPA and DHA content of platelet and linseed oil supplementation promote a moderate increase. [25;24]

Several authors have shown that EPA and DHA supplementation promote the incorporation of n-3 PUFA into the membrane cell and increase the deformability of red blood cells (RBC) [2;8;29;6]. It has been suggested that this improves oxygen delivered to the working muscle. During exercise, in untrained males, Delarue et al [13] have shown that fish oil supplementation may reduce the glucose metabolic clearance rate by facilitating fat oxidation. This evidence supports the suggestion that EPA and DHA supplementation can improve $VO2_{max}$ (maximal oxygen uptake) and aerobic performance

The aim of this study was to investigate the effects of a dietary supplement, especially rich in DHA and EPA, on muscle strength and endurance capacity in a group of spinal cord injured subjects.

Methods

Subjects

21 males with Spinal Cord Injury (SCI), 18 with paraplegia and 3 with tetraplegia, participated in the study. The whole study was approved by the Ethical Committee of the Guttmann Institute and informed consent was obtained from each participant. In

both individuals with a paraplegia or a tetraplegia, the lesions were stable, as determined by neurological examination according to the ASIA classification. In table I the main clinical characteristics of the different subjects are listed. 47% of the subjects had a cervical or thoracic lesion, above the 6th neurological thoracic segment; 38% had mid or lower thoracic paraplegia and 15% presented a cauda equina syndrome. In all cases, but one, the cause of the lesion was traumatic. According to the ASIA neurological classification, 57% showed pattern A (no motor or sensory function below the neurological level), 28% pattern B (complete motor and incomplete sensory function below the neurological level), 10% pattern C (motor and sensory function preserved below the neurological level, with muscle grade less than 3) and 5% pattern D (motor function preserved below the neurological level, with muscle grade of 3 or more). The mean time since the accident was 8.5 years (4.8 to 25.0 years) and the average age was 34 years. All subjects used a hand-propelled wheelchair as the primary mean of locomotion.

The participants in the study led a normal life and continued with their habitual diet while taking a daily supplement of 1.5 $g \cdot day^{-1}$ of docosahexanoic acid (DHA) and 0.60 $g \cdot day^{-1}$ of eicosapentaenoic acid (EPA) plus 9 mg of α-tocopherol, with no significant changes in body weight.The mixture of these fatty acids was supplied in the form of soft gelatine capsules (DHA+EPA,Santiveri, Barcelona), six a day, that were taken with different meals (two at each meal). Each subject followed this supplementation for, at least, six months.

Functional assessment

Each participant was submitted to three evaluations: before starting the supplement intake (test day 1) and at three months (test day 2) and six months (test day 3) of the supplementation period with DHA and EPA. The plasma fatty acid composition was determined by gas-liquid chromatography, on a capillary column, after methylation of the corresponding compounds[26].

Biochemical analyses

In the different tests (laboratory exercise test, aerobic and anaerobic field test), blood samples were obtained to evaluate metabolic responses with levels of lactate (Vario photometer, Diaglobal GmbH, Berlin, Gemany), uric acid and glucose (Reflotron, Roche diagnostics GmbH, Manhein, Germany)

Laboratory exercise tests

The different tests were performed in the premises of the Department of Physiological Sciences. All tests were done at an ambient temperature of 22-24 °C and a relative humidity of 55–65%. The subjects were instructed not to do intensive activities during the 72 hours prior to the tests. The tests were always done, in the morning, after a light breakfast, on the same day of the week for each subject. Each subject performed the tests on an arm ergometer (model Angio, Lode, Groningen, Nederland), seated in his own wheelchair, at a frequency of 50 – 60 $rev \cdot min^{-1}$, for consecutive periods of 5 minutes, separated by recovery periods of 3 minutes that were used to take capillary blood samples and to measure blood pressure and skin temperature. The initial load was 20 w with consecutive increases of 20 w, up to 40 w and 60 w (three consecutives periods). In the case of tetraplegics, a specific hand adapter was used.

Ventilatory exchange (VE), O_2 uptake (VO_2) and CO_2 production (VCO_2), was measured, breath by breath, by an automatic gas analysis system (model Metasys TR-plus, Brainware S.A., La Valette, France) equipped with a pneumotacograph and a two way mask (Hans Rudolph, Kansas, USA). Heart rate was monitored continuously using a pulsometer (model Polar Accurex Plus, Polar Electro OY, Finland) over 5 second samples. Arm and leg blood pressure were taken manually using a clinical sphygmomanometer. Skin temperature was taken on the right arm, at the distal surface of the deltoid muscle, and, simultaneously, on the right subescapular zone using an automatic measurement system (model Termocouple Thermometer 53/54 II, Fluke Corporation, Everett WA, USA). These parameters were measured in order to check any possible autonomic dysrreflexia episode.

Dynamometry Test. A strength test consisting of two parts was done by each participant. In the first part, each individual was asked to perform 20 consecutive tractions in the shortest possible time against a load corresponding to 70% of the maximum that he could displace. The muscles that were evaluated in this test were the right biceps, the left biceps, the right triceps and the left triceps, in this order.

In the second part of the test, the subject had to sustain the same load used in the previous test (70% of the maximum force of each subject), during the maximum time possible. This was applied to the right biceps and the left biceps. The resistance or load applied during each test was done using a system of weights and pulleys (model EN-Tree Pulley, Enraf-Nonius B.V., Delft, The Netherlands). All the dynamometric tests were performed in the premises of the Department of Physiological Sciences.

Field Test.

Aerobic field test. The aerobic evaluation was done on a completely flat tarred track of 285 metres that had been signposted every 10 m. The subjects had to cover, in their own wheelchair, the maximum distance that they could afford in 10 minutes. Just before the trial, arm and leg blood pressure were measured and a capillary blood sample was taken from the ear lobe; heart rate was monitored during the length of the trial. After the trial, arm and leg blood pressure were measured again and a new capillary blood sample was taken from the ear lobe. The climatic conditions did not vary much between the different tests days.

Anaerobic field test. The anaerobic test was done on a 6% slope, 90 metres long track built during the 1992 Olympic Games in Barcelona, that was signposted every 5 meters. The subjects had to cover this distance in the shortest time possible in their own wheelchairs. At the end, and at minute 1 and minute 3 of the recovery period a capillary blood sample was taken from the ear lobe. Heart rate was monitored continuously during the trial.

Post-study evaluation

One year after finishing the study period, we were able to recruit only five of the participants, who had discontinued the supplementation shortly thereafter. These subjects were submitted to the same tests and evaluations in order to rule out any effects due to the time evolution of the condition.

Statistical analysis. A repeated measures ANOVA was used to determine the influence of omega-3 supplementation on any of the variables, with adjustments with the Bonferroni test, as a post-hoc-test. The values are expressed as mean±SEM (standard error). Significance was accepted at the p<0,05 level.

Results

No adverse effects were observed during the supplementation period and no autonomic dysrreflexia episode occurred during the tests performed..

Plasma fatty acids. A statistically significant increase in the concentration of EPA in plasma was observed in response to the intake of the supplement ($F = 30.556$, $p < 0.05$) (Figure 1); the proportion of DHA doubled its values between the first and second test day ($F = 106.6$ $p < 0.05$) (Figure 1). The increase was much smaller between the second and the third test days, suggesting a tapering off effect after three months of supplementation with n-3 fatty acids.

Laboratory tests. The consumption of oxygen, in relation to body weight, was lower during the second and the third tests days with respect to the first, going from an average value of 22.9 ± 1.3 $ml \cdot kg^{-1} \cdot min^{-1}$in the first test day to 20.4±1.0 $ml \cdot kg^{-1} \cdot min^{-1}$ in the second and 19.4±1.0 $ml \cdot kg^{-1} \cdot min^{-1}$ in the third ($F=4.179$ $p=0.034$) (Table II).

The body weight of the participants subjects was stable, within the normal daily variations, along the period of the study.

Significant differences in the systolic blood pressure in response to the load were seen between the different tests days ($F=4.940$ $p=0.012$), with a tendency for the mean systolic blood pressure to decrease from the first test day 159.9 ± 5.5 mmHg), to the second (152.3 ± 3.4 mmHg) and to the third test day (141.8 ± 4.0 mmHg).

No differences in the concentration of plasma glucose, uric acid and lactate were observed between the samples obtained prior to and during the evaluations performed along the different test days of the study (Table III).

Dynamometry tests. On the different test days there was a significant reduction in the time taken to complete the 20 repetitions, performed at 70% of the maximal load. A decrease of 28% between the first and second test day and approximately of 13% between the second and third test day was observed; between the first and the third test, there was, on average, a 41% reduction in the time taken to performed the 20 repetitions. There was a statistically significant improvement in performance in all muscle groups evaluated (Table IV).

In the endurance test, over the 3 different evaluations there was a significant increase in the time each individual managed to sustain the corresponding load. The endurance time increased, on average, 44% between the first and the second test day; between the first and the third test, the endurance time increased, on average, 70% with respect to the values recorded during the first test day (Table IV).

Aerobic field test. The distance covered during de first test day was 1222.8 ± 126.7 metres, during the second test day 1237.8 ± 126.7 metres and on the third test day 1379.4 ± 150.8 metres ($F=2.587$ $p= 0.146$) (Figure 2). These differences are not statistically significant.

Anaerobic field test. In the anaerobic field test a statistically significant improvement was observed between the time taking to cover the 90 meter distance during the first and the second test day, with an average reduction of 7.6 s., going from 66.9 ± 8.0 s to 59.3 ± 6.7 s ($F=5.376$ $p<0.05$). There were no significant differences between the second and the third test day.

Post study evaluation

The values obtained for different parameters in the five participants that, for the twelve months after the study, had not received the supplementation are almost identical to those obtained during the first or basal test day, prior to the supplementation period. (Table V).

Discussion

Guttmann[16] and Munro[20] proposed that the prime aim of a rehabilitation process be changed from extending life span to bringing the individual as close as possible to an optimal level of independent living. Quality of life becomes a surrogate for well-being, happiness and life satisfaction, making an individual feel that life is worth living despite physical impairments and some associated disabilities. In addition, spinal cord injury is usually incurred at an early age, and unless an increase of life span after the accident is coupled with effective rehabilitation, there is a threat of a long period of survival with below average quality of life. [16,20]

Depending on the nature of the surface, the energy cost of wheelchair locomotion is somewhat higher than in normal walking at a comparable speed; the gross mechanical efficiency is as low as 10% [30,12,17,31]. Since architectural barriers are frequently encountered in daily life, quality of life can be limited by the resources available to meet such challenges (upper body strength, anaerobic capacity and aerobic power, all considered in relation to the mass of body plus wheelchair) [21].

Individuals who depend on manual wheelchairs for locomotion are required to rely on their relatively small and weak upper body musculature. This dependence places them at a marked disadvantage due to the limited maximal oxygen uptake (VO2) and power output capability for arm exercise[1] and results in easy fatigability, a fact that may limit the physical capabilities of the subject with spinal cord injury.

In this study, we observed that supplementation with docosahexaenoic (C22:6 n-3) and eicosapentaenoic acids (C20:5 n-3) contributes to an improvement in the functional capacity of the neuromuscular systems as shown in enhanced strength and endurance time of the upper-body musculature in the tests performed by these subjects. These improvements may be reflected in every day life as is suggested from the results obtained in the field tests.

There is a paucity of research work done on the effects of n-3 fatty acids on physical performance and metabolic parameters related to physical exercise. Brilla and Landerholm [5] have investigated the effects of fish oil supplementation and exercise in healthy, previously sedentary males and their data indicate an improvement in aerobic metabolism (greater VO_2 max) in those subjects that followed a program of aerobic exercise or, in addition, consume 4 g/day of n-3 fatty acids. In a similar type of study, Warner et al [32] noted that VO_2 max aerobic power increased only when supplementation with fish oil was associated with aerobic exercise (3 days/week for 12 weeks).

In a randomized placebo-controlled study, Raastadt et al [23] investigated the effects of ten weeks of supplementation with either 1.60 g/day of EPA and 1.04 g/day of DHA or 5.2 g/day of corn oil on several exercise parameters in a group of well trained male soccer players. The pre- and post-supplementation tests for maximal aerobic power, anaerobic power and running performance showed no significant differences between the two groups.

In our study, we did not determine maximal oxygen consumption but we did measure oxygen consumption in relation to the work load and the duration of the supplementation period and, as can be seen in table II. The VO_2 uptake, for the same work load, diminished over the different test days, especially from the first to the second test day. This could suggest an improvement in neuro-muscular efficiency, because the effect of training effect in this group of subjects can be ruled out.

Apart from their effects on the sarcoplasmic reticulum membrane composition and muscle calcium dynamics, n-3 fatty acids have a marked influence on the metabolism of fatty acids. Among other authors, Smith et al [27] have shown, in a group of recreational active males, that after a period (5 weeks) of n-3 fatty acid supplementation, the peak triglyceride response to a high fat meal was reduced by

38%, and by 50% when combined with exercise. Despite substantial changes in the content of DHA and EPA, we noticed no significant changes in the plasma lipid profile of this group of spinal cord injured subjects [18].

Fat oxidation can be enhanced by endurance training and / or dietary n-3 supplementation; the greater use of fatty acids reduces the rate of glycogen depletion and delays the appearance of fatigue, especially important in wheel chair users.

A fish-oil supplementation diet affects cytoplasmic fatty acid binding protein content in rat skeletal muscle and heart. Giving such a supplement for eight weeks induced a large rise of the cytoplasmic fatty acid binding protein in the extensor digitorum longus (300%) and gastrocnemius (250%), with a modest increase in the soleus [9]. It is interesting to notice that there is a concomitant increase in fatty acid binding protein and β-oxidation.[10]

On the other hand, the fatty acid composition of the diet has been found to influence the activity and capacity of carnitine palmitoyl transferase I (CPT I) in rat´s heart and sketletal muscle. It was found that the supplementation with omega-3 fatty acids leads to an increase in the activity of CPT I and that this could have a favourable effect on fatty acid utilization. [1,22]

It has been shown that the muscles of endurance-trained athletes contain a very high CPT activity per gram of muscle [3] and, as shown above, endurance training increases the content of cytoplasmic fatty acid binding protein that is thought to facilitate the cellular uptake and transport of fatty acids in the cell and modulated the activity of enzymes involved in fatty acid metabolism [33,28]. Both factors may determine the rate of utilisation of fatty acids during bouts of physical exercise.

Assuming that CPT activity (Berge et al) [4] and cytoplasmic fatty acid binding protein content (Coe and Bernlohr,) [10] run in parallel with mitochondrial fatty acid oxidation, a sparing of muscle glycogen during extended bouts of exercise, performed solely by the arm muscles in these subjects, may improve the functional capacity of spinal cord injured subjects.

It is evident that the present study has some drawbacks, the main one being the lack of a true control group, for the post-study evaluation group is too small and may not be representative of the whole group. In addition, we were able to recruit mainly paraplegics, and we can not derive reliable conclusions from a sample of only two tetraplegic subjects.

Conclusion

The data presented in this study show that increasing the proportion of DHA and EPA in the diet may contribute to an improvement in the functional capabilities in SCI patients. However, future studies with a greater number of paraplegic and tetraplegic subjects and longer time of observation are needed in order to generalize these findings.

References

1. Aarsland, A., Lundquist, M., Borretsen, B., and R. Berge. On the effect of peroxisomal β-oxidation and carnitine palmitoyl transferase activity by eicosapentaenoic acid in liver and heart from rats. Lipids 25: 546-548, 1990.

2. Andersson, A., Nalsen, C., Tengblad, S., Vessby, B. Fatty acid composition of skeletal muscle reflects dietary fat composition in humans. Am. J. Clin. Nutr. 76: 1222, 2002.

3. Arenas, J., Huertas, R., Campos, Y., Díaz, A.E., Villalón, J.M. and E. Vilas. Effects of L-carnitine on the pyruvate dehydrogenase complex and carnitine palmitoyl transferase activities in muscles of endurance athletes. FEBS Lett. 341: 91-93, 1994.

4. Berge, R.K., Nilsson, A., and A.M. Husoy. Rapid stimulation of liver palmitoyl-CoA synthetase, carnitine palmitoyltransferase and glycerophosphate acyltransferase mpared to peroxisomal beta-oxidation and palmitoyl-CoA hydrolase in rats fed high-fat diets. Biochim. Biophys. Acta 960:417-426, 1988.

5. Brilla, L.R. and T.E. Landerholm. Effects of fish supplemetation and exercise on serum lipids and aerobic fitness. J. Sports Med. Phys. Fitness 30: 173-80, 1990.

6. Bruckner, G., Webb, P., Greenwell, L., Chow, C. and D. Richardson. Fish oil increases peripheral capillary blood cell velocity in humans. Atherosclerosis 66:237, 1987.

7. Budowski, P. Omega 3 fatty acids in health and disease. World Rev. Nutr. Diet. 57, 214-274, 1988.

8. Cartwright, I.J., Pockley, A.G., Galloway, J.H., Greaves, M., and F.E. Preston. The effects of dietary omega-3 polyunsaturated fatty acids on erithocyte membrane phospholipids, erythrocyte deformability and blood viscosity in healthy volunteers. Atherosclerosis 55:267, 1985.

9. Clavel, S., Farout, L., Briand, M. and Y. Briand. Effect of endurance training and/or fish oil supplemented diet on cytoplasmic fatty acid binding protein in rat skeletal muscles and heart. Eur. J. Appl. Physiol. 87:193-201, 2002.

10. Coe, N.R. and D.A. Bernlohr. Physiological properties and function of intracellular fatty acid-binding proteins. Biochim. Biophys. Acta 1391: 287-306, 1998.

11. Dallmeijer, A.J., van der Woude, L.H.V., Hollander, A.P. and H.H. Van As. Physical performance during rehabilitation in persons with spinal cord injuries. Med. Sci. Sports Exerc. 31: 1330-1335, 1999.

12. de Groot, S., Dallmeijer, A.J., Kilkens, O.J., van Asbeck, F.W., Nene, A.V., Angenot, E.L., Post, M.W. and L.H. van der Woude. Course of gross mechanical efficiency in handrim wheelchair propulsion during rehabilitation of people with spinal cord injury: a prospective cohort study. Arch. Phys. Med. Rehabil. 86: 1452-1460, 2005.

13. Delarue, J., Labarthe, F. and R. Cohen. Fish-oil supplementation reduces stimulation of plasma glucose fluxes during exercise in untrained males. Br.J.Nutr. 90:777, 2003.

14. Gerster, H. Can adults adequately convert alpha-linolenic acid (18:3 n-3) to eicosapentaenoic acid (20:5 n-3) and docosahexaenoic acid (22:6 n-3)? Int. J. Vitam. Nutr. Res. 68: 159-173, 1998.

15. Glaser, R.M.. Exercise testing and training techniques for the spinal cord injuries. In Gordon, S.L., Gonzalez-Mestre, X. and W.E. Garret, eds. "Sports and exercise in

midlife". Rosemont, Ill, American Academy of Orthopedic Surgeons,: 253-292, 1993.

16. Guttmann, L. The treatment and rehabilitation of patients with injuries of the spinal cord. In Cope, S. (editor) "Surgery". London: Her Majesty's Stationary Office; 422-516, 1953.

17. Hintzy, F., Tordi, N. and S. Perrey. Muscular efficiency during arm cranking and wheelchair exercise: a comparison. Int. J. Sports Med. 23: 408-414, 2002.

18. Javierre, C., Vidal, J., Segura, R., Medina, J. and E. Garrido. Continual supplementation with n-3 fatty acids does not modify plasma lipid profile in spinal cord injury patients. Spinal Cord 43: 527-30, 2005.

19. Lee, A.G., East, J.M. and R.J. Froud. Are essential fatty acids essential for membrane function? Prog. Lipid. Res. 25: 41-46, 1986.

20. Munro, D. The rehabilitation of patients totally paralysed below the waist with special reference to making them ambulatory and capable of earning their own living: an end result of 445 cases. N. Engl. J. Med. 250: 4-14, 1954.

21. Noreau, L. and R.J Shepard. Spinal cord injury, exercise and quality of life. Sports Med. 20: 226-250, 1995.

22. Power, G.W. and E.A. Newsholme. Dietary fatty acids influence the activity and metabolic control of mitochondrial carnitine palmitoyl transferase in rat heart and skeletal muscle. J. Nutr. 127: 2142-2150, 1997.

23. Raastad, T., Hostmark, A.T, and S.B. Stromme. Omega-3 fatty acid supplementation does not improve maximal aerobic power, anaerobic threshold and running performance in well-rained soccer players. Scand. J. Med. Sci. Sports. 7: 25-31, 1997.

24. Ruxton, C.H.S, Reed, S.C., Simpson, M.J.A. and .J. Millington. The health benefits of omega-3 polyunsaturated fatty acids: a review of the evidence. J..Hum..Nutr..Dietet. 2004, 17, 449-459.

25. Sanders, T.A. and F. Roshanai The influence of different types of omega 3 polyunsaturated fatty acids on blood lipids and platelet function in healthy volunteers. Clin. Sci. 64, 91-99, 1983.

26. Segura, R. Preparation of fatty acid methyl esters by direct transesterificación of lipids with aluminium chloride-methanol. Journal of Chromatography A.441: 99-113, 1988.

27. Smith, B.K., Sun, G.Y., Donahue, O.M. and T.R. Thomas. Exercise plus n-fatty acids: additive effect on postprandial lipemia. Metabolism 53: 1365-71, 2004.

28. Storch, J. and A.E. Thumser. The fatty acid transport function of fatty acid –binding proteins. Biochim. Biophys. Acta 1486: 28-44, 2000.

29. Terano, T., Hirai, A. and T. Hamazaki. Effects of oral administration of highly purified eicosapentaenoic acid on platelet function, blood viscosity and red cell deformability in healthy human subjects. Atherosclerosis 46:321, 1983.

30. Van der Woude, L.H., De Groot, G. and A.P. Hollander. Wheelchair ergonomics and physiological testing of prototypes. Ergonomics 29: 1561-1573, 1986.

31. Van der Woude, L.H., Veeger, H.E., Dallmeijer, A.J., Janssen, T.W. and L.A. Rozendaal. Biomechanics and physiology in active manual wheelchair propulsion. Med. Eng. Phys. 23: 713-33, 2001.

32. Warner, J.G., Ullrich, I.H., Albrink, M.J. and R.A. Yeater. Combined effects of aerobic exercise and omega-3 fatty acids in hyperlipidemic persons. Med. Sci. Sports Exerc. 21: 498-505, 1989.

33. Zanotti, G. Muscle fatty acid-binding protein. Biochim. Biophys. Acta 1441: 94-105, 1999.

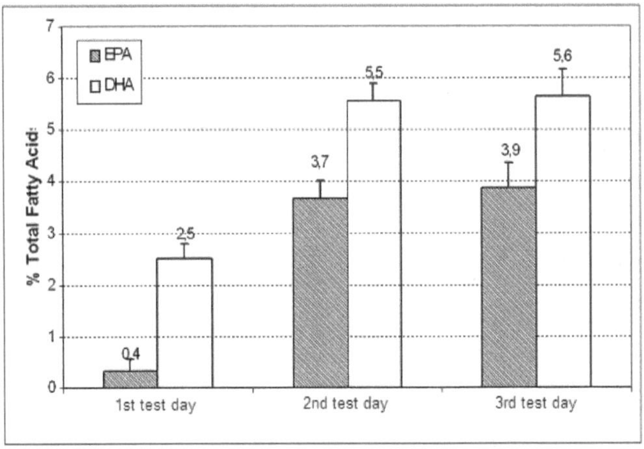

Figure 1.- Proportion of EPA and DHA in the plasma fatty acids along the supplementation period. (F=106.6 p<0.005).

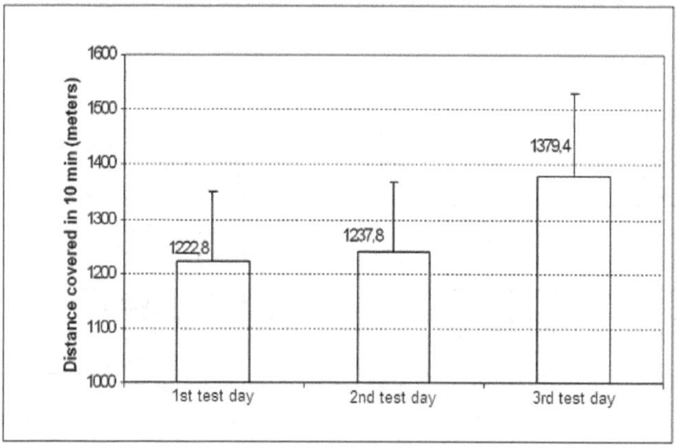

Figure 2.- Aerobic field performance and omega-3 supplementation (F=2.587 p=0.146)

Subject	ASIA Classification	Lesional level	Time since injury (month)	Age	Aetiology
1	A	Th 11	74	28	Motor vehicle accident
2	A	Th 9	64	37	Motor vehicle accident
3	A	Th 4	64	21	Fall
4	A	Th 12	90	39	Fall
5	C	Th 6	60	28	Sport accident
6	A	Th 8	67	35	Fall
7	D	C 6	65	42	Motor vehicle accident
8	B	C 6	145	32	Sport accident
9	A	Th 6	207	39	Motor vehicle accident
10	B	L 3	64	23	Fall
11	A	Th 3	58	31	Motor vehicle accident
12	A	L 5	58	26	Fall
13	C	Th 11	60	25	Motor vehicle accident
14	B	Th 7	271	46	Transverse mielitis
15	A	Th 10	178	26	Fall
16	B	Th 7	170	32	Motor vehicle accident
17	A	Th 2	103	47	Bycicle accident
18	B	C 6	300	46	Diving
19	A	Th 4	61	31	Motor vehicle accident
20	B	Th 4	298	47	Motor vehicle accident
21	A	Th 10	156	32	Motor vehicle accident

Table I.- Clinical characteristics of the participating subjects.

Workload (W)	uptake *($l \cdot min^{-1}$)*		
	1st day	**2nd day**	**3rd day**
20	1.01±0.05	0.85±0.08	0.90±0.10
40	1.40±0.06	1.24±0.08	1.23±0.11
60	1.81±0.07	1.60±0.10	1.59±0.12

Table II.- Average values of VO_2 uptake obtained during the three test days. (VO_2 uptake: ($F=36.716$ $p<0.001$))

Workload (W)	**Lactate** *(mmol·l⁻¹)*			**Uric Acid** *(µmol·l⁻¹)*			**Glucose** *(mmol·l⁻¹)*		
	1st day	2nd day	3rd day	1st day	2nd day	3rd day	1st day	2nd day	3rd day
20	1.1±0.2	1.2±0.7	1.1±0.2	364±24	335±24	347±48	6.24±0.28	6.21±0.24	6.05±0.36
40	1.8±0.2	1.9±1.0	1.6±0.2	347±24	341±24	341±54	6.11±0.31	5.74±0.26	6.07±0.39
60	2.2±0.3	2.6±0.9	2.3±0.3	388±30	347±30	364±60	6.05±0.33	5.49±0.29	5.66±0.44

Table III.- Plasma concentration of several components along the different workloads and test days (No Statistically significant differences).

Time to complete 20 repetition (s)			
Muscle	**1st test day**	**2nd test day**	**3rd test day**
Right biceps	21.3 ± 2.4	15.0 ± 1.2 *(1)*	13.4 ± 1.6 *(2) (3)*
Left biceps	21.6 ± 2.1	14.6 ± 1.1 *(1)*	12.9 ± 1.6 *(2) (3)*
Right triceps	21.8 ± 1.8	16.8 ± 1.2 *(1)*	14.5 ± 1.3 *(2) (3)*
Left triceps	22.0 ± 2.0	15.9 ± 1.0 *(1)*	13.6 ± 1.1 *(2) (3)*
Endurance time at 70 % of the maximum work load (s)			
Right arm	127.7 ± 19.0	171.5 ± 26.6 *(1)*	215.2 ± 45.6 *(2)*
Left arm	139.0 ± 27.6	212.5 ± 55.3 *(1)*	237.7 ± 48.7 *(2) (3)*

Table IV.- Results of the dynamometry tests at the different test days
(1) Statistically significant differences between the first and the second test day ($p<0,05$)
(2) Statistically significant differences between the first and the third test day ($p<0,05$)
(3) Statistically significant differences between the second and the third test day ($p<0,05$)

N= 5	**DHA** *%*		**EPA** *%*		**Aerobic field test** *meters*		**Anaerobic field test** *seconds*		**Right biceps 20 rep.** *seconds*		**Right biceps endurance** *seconds*	
Test day	**1st**	**4st**	**1st**	**4st**	**1st**	**4st**	**1st**	**4st**	**1st**	**4st**	**1st**	**4st**
Mean	2,33	2,16	0,42	0,23	1205	1254	71,80	67,00	20,40	19,80	161,4	166,4
SE	0,17	0,19	0,25	0,15	161	160	10,11	6,66	2,01	1,24	42,2	38,6
Min	1,86	1,76	0.00	0,00	672	650	57	56	15	15	42	50
Max	2,75	2,81	1,30	0,76	1565	1575	110	91	27	22	297	289

Table V.- Values of several parameters obtained during the first (basal) and fourth test (post-study) days.(No Statistically significant differences)

OBJETIVOS (3)

El objetivo del presente estudio fue observar la evolución, durante un periodo de suplementación de 6 meses, de sujetos con una LM, tras la ingesta de una mezcla de ácidos grasos poliinsaturados del grupo omega-3, EPA (ácido eicosapentanoico) + DHA (ácido docosahexanoico) (aproximadamente 600 mg de EPA y 1500 mg de DHA), en los aspectos clínicos, analíticos y de diversos parámetros que definen la capacidad física de cada sujeto, relacionándolo con los cambios en la concentración plasmática de DHA y EPA.

Resumen

En este trabajo se estudia el efecto de una suplementación con ácidos grasos del tipo omega-3, una mezcla de EPA y DHA durante 6 meses en un grupo de 21 lesionados medulares, afectos el 85% de una paraplejia y el restante 15 % de una tetraplejia; un 60 % presentaban una lesión cervical o dorsal alta (por encima del 6° segmento neurológico dorsal), el 25% presentaban una paraplejia de origen dorsal medio o bajo y el 15% presentaban un síndrome de cola de caballo.

La distribución de acuerdo con la clasificación neurológica ASIA reflejaba un 60% de lesiones completas ASIA A, un 5% de lesiones espinales incompletas en el aspecto sensitivo ASIA B, el 25% lesiones incompletas en el aspecto motor no útil ASIA C y 10% ASIA D, motor útil. En todos ellos se valoraron los cambios a nivel clínico, analítico y en diversos parámetros sobre la capacidad física de cada sujeto, relacionándolos con los cambios en la concentración plasmática de DHA y EPA.

Las pruebas se realizaron en un laboratorio de esfuerzo con una prueba en ergómetro de brazo; se valoraron asimismo el intercambio de gases, el consumo de oxígeno y la producción de anhídrido carbónico antes y después de la suplementación.

Los resultados, a nivel de los distintos parámetros, fueron los siguientes:

- Temperatura registrada en la espalda: no se observaron variaciones estadísticamente significativas de la temperatura en relación con las cargas del trabajo.
- Temperatura a nivel de la superficie del deltoides: no se observaron cambios estadísticamente significativos en relación a la carga, si bien se observó una tendencia al aumento de la misma.
- Temperatura timpánica (central): se observó una disminución en los valores de la temperatura timpánica en los controles 2° y 3° en relación con el 1° control ($F=9,222$ $p<0,001$).
- Presión arterial en el brazo: la presión arterial sistólica aumentó en relación a la carga ($F=17,689$ $p<0,001$), en especial durante el esfuerzo realizado frente a una carga de 60w.
- Lactato en sangre: se observó un incremento en la concentración de lactato en el plasma en relación con la carga de trabajo ($F=32,521$ $p<0,001$).
- Ác.úrico en plasma: no se observaron cambios estadísticamente significativos ni con el incremento de las cargas ni entre los diferentes controles (basal, 3 meses y final a los 6 meses).

- Glucosa en plasma: no se observaron cambios estadísticamente significativos ni con el incremento de las cargas ni entre los diferentes controles.
- Frecuencia cardiaca: se observó un incremento en los valores de frecuencia cardiaca, en relación al incremento en las cargas de trabajo ($F=66,726$ $p<0,001$).
- Volumen espiratorio: mostró aumentos en dependencia de la carga a la que era sometido el paciente ($F148,527$ $p<0,001$)
- Consumo de oxígeno: dependiente de las cargas a las que era sometido el paciente ($F=162,850$ $p<0,001$).
- Los mismos resultados en dependencia de las cargas de trabajo en los parámetros de producción de O2 ($F=171,395$ $p<0,001$), Frecuencia respiratoria ($F=15,062$, $p<0,001$), volumen corriente ($F=116,057$ $p<0,001$), Consumo máximo respecto al peso ($F=161,547$ $p<0,001$).

Se realizó asimismo test de campo aeróbico en un circuito llano de 285 metros señalizados, recorriendo el máximo de metros posibles durante 10 min. en su silla de ruedas, apreciando una tendencia a alcanzar mayor número de metros con el paso de la suplementación, pasando de 1153 metros de media en el 1° control, 1212 en el 2° control y 1379 metros en el 3° control, con menor producción de lactato ($t=2,310$ $p=0,037$).

Finalmente se realizó test de fuerza y de resistencia en miembros superiores apreciando mejoras significativas en todos los parámetros medidos (tiempo en la realización de los ejercicios), del orden de un 35% ($p<0,005$)

Las posibles explicaciones de estos cambios hay que buscarlos en mejorías a nivel de la motoneurona, mejorías a nivel de la placa motora, mejorías intracelulares a nivel de la liberación de Ca++.

Probablemente estas mejoras a nivel de la fuerza hay que buscarlas más a nivel neuromuscular y no tan a nivel metabólico, ya que los cambios en el laboratorio no han sido tan relevantes como cabía esperar.

Introducción.

Los lesionados medulares deben enfrentarse en su práctica diaria a esfuerzos que son proporcionalmente más importantes que los que se ven sometidos las personas no parapléjicas ya que la deambulación en silla de ruedas es ineficiente (Dallmeijer et al., 1999) , mostrando, paralelamente, factores de riesgo que le confiere una esperanza de vida reducida respecto a personas con las mismas condiciones no parapléjicas (Hartkopp et al., 1997). Además, como consecuencia de la lesión espinal se produce una reducción en la actividad física, presentándose en el músculo atrofia, aumento de la adiposidad, y disminución de la capacidad cardiorrespiratoria (Midha et al., 1999) provocando que sobre ellos incidan factores de riesgo como resistencia a la insulina, intolerancia a los carbohidratos, aumento de las concentraciones plasmáticas de colesterol y triglicéridos y un nivel más bajo de colesterol-HDL en personas con lesión medular (Washburn and Figoni, 1999) que pueden ser la causa del aumento la morbimortalidad en este tipo de población. Algunos autores señalan que la enfermedad cardiovascular es la principal causa de muerte en los pacientes lesionados medulares

(Arrowood et al 1987, (Yekutiel et al., 1989). Whiteneck publica que la enfermedad cardiovascular es la causa más frecuente de muerte en lesionados medulares de más de 30 años de evolución de su lesión (46% de todas las muertes) y en la población con una lesión medular de más de 60 años de edad (35% de todas las muertes).

Con el tiempo se producen una serie de adaptaciones que mejoran su capacidad y resistencia a los esfuerzos específicos, como por ejemplo sucede a nivel del sistema cardiovascular con modificaciones estructurales cardíacas (Price et al., 2000) . También, se han descrito cambios metabólicos e incluso estructurales

en las fibras musculares, llegando a modificarse la proporción de fibras con un aumento en el porcentaje de las de tipo I (Schantz et al., 1997) .(Saltin et al., 1977); (Saltin et al., 1979);

Uno de los factores que pueden disminuir los riesgos y contribuir a una mejor adaptación será la práctica de ejercicio físico. En la población general, un mejor nivel físico se relaciona positivamente con una disminución de la morbimortalidad (Erikssen and Mundal, 1982) , con una relación directa entre actividad física prolongada y independencia funcional en las actividades de la vida diaria, en personas mayores (Spirduso and Cronin, 2001) , produciéndose una mejoría del 20-30% de la capacidad cardiorrespiratoria tras un incremento en su actividad física habitual(Pollock et al., 1990) , existiendo una potencial asociación entre el aumento de la actividad física y el incremento en los valores de colesterol-HDL (Washburn and Figoni, 1999) . Un incremento en el nivel de ejercicio cardiopulmonar se ha demostrado tener una influencia positiva sobre el nivel de colesterol-HDL en sujetos con o sin lesión medular. (Bauman et al., 1992); (Hooker and Wells, 1989); (Hartung, 1995)

A principios de la década de los 70' , algunos estudios demostraron diferencias en el perfil lipídico entre la población danesa y la población esquimal (dependiente administrativamente de Dinamarca), con una mortalidad por infarto de miocardio mucho menor entre los esquimales, la cual se atribuyó a los efectos biológicos de los ácidos grasos n-3. (Bang and Dyerberg, 1972); (Dyerberg et al., 1975); (Bang et al., 1976); (Siess et al., 1980).

A partir de estas observaciones iniciales se han ido publicando estudios que ponen de manifiesto los efectos beneficiosos de la ingesta de EPA y DHA sobre diferentes patologías. Por ejemplo, se ha comentado la importancia en la prevención secundaria en el post-infarto miocárdico con una reducción del 20% en la mortalidad por todas las causas (Abhyankar, 2002). Algunos estudios clínicos han descrito como la suplementación con aceite de pescado tiene efectos beneficiosos sobre la artritis reumatoide y sobre pacientes asmáticos, sugiriendo que los n-3 PUFA tendrían un efecto antiinflamatorio. (Calder, 2002). La ingesta de una dieta rica en ácidos grasos poliinsaturados n-3, disminuye la concentración plasmática de las lipoproteínas de muy baja densidad (VLDL), encargadas del transporte de triglicéridos entre tejidos (Olivan et al., 1988);(Harris et al., 1991), dando como posibles razones la reducción de la síntesis hepática y el aumento de su catabolismo, lo que implica una disminución de los niveles plasmáticos de triglicéridos. En el aspecto de las modificaciones sobre la capacidad física del individuo se han descrito diversas aportaciones que avalan los posibles efectos positivos, por ejemplo el trabajo de Leger: (Leger C.L., 1992). Otros trabajos han documentado los beneficios sobre el daño muscular que produce la ingesta de EPA. Asimismo se han publicado estudios sobre los efectos beneficios de los omega-3 sobre la funcionalidad del Sistema Nervioso (Yavin et al., 2002).

Material y métodos.

En este estudio han participado 21 varones afectos de una lesión medular, el 85% de los cuales presentaban una paraplejia y el 15 % restante tetraplejia. El 60 % de los sujetos estaban afectos de una lesión cervical o dorsal alta (por encima del 6º segmento torácico), el 25% padecían una paraplejia de origen dorsal medio o bajo y el 15% restante se hallaban afectos de un síndrome de cola de caballo.

La distribución, de acuerdo con la clasificación neurológica ASIA, muestra un 60% de lesiones completas ASIA A, un 55% de lesiones espinales incompletas en la vertiente sensitiva ASIA B, el 25% con lesiones incompletas en el aspecto motor ASIA C y 10% ASIA D.

Protocolo

El protocolo seguido se basaba en una evaluación clínica del paciente, un análisis de sangre completo (con estudio especialmente minucioso en relación con el contenido de ácidos grasos del plasma y de diversos constituyentes relacionados de manera especial con el esfuerzo físico) y una valoración de la capacidad física y funcional. Las distintas evaluaciones fueron llevadas a cabo en condiciones basales así como a los tres meses y a los seis meses de seguir la suplementación con ácidos grasos omega-3 (DHA,EPA).

A cada sujeto se le instruyó que siguiera con su actividad normal y su dieta habitual, suplementada con 1,5 g. de ácido docosahexanoico (DHA) y 0,6 g. de ácido eicosapentanoico (EPA), suministrados en forma de perlas de gelatina (DHA + EPA, Santiveri, Barcelona) ingeridas con las distintas comidas (2 con el desayuno, 2 con el almuerzo y 2 con la cena).

Cambios bioquímicos.

En cada uno de los días de estudio o evaluación se procedió a extraer una muestra de sangre a nivel de la vena antecubital. Una parte de la sangre obtenida fue utilizada para la valoración de los distintos parámetros bioquímicos (glucosa, colesterol total, colesterol HDL, ácido úrico,, creatinina, urea, ácido láctico, etc...), el resto de la sangre, centrifugada a 1815 rev/min durante 20 minutos, fue utilizada para retirar el correspondiente plasma sanguíneo, sobre el cual se han llevado a cabo los distintos procedimientos encaminados a determinar el contenido y la proporción en que se hallan los diferentes ácidos grasos presentes en el mismo.

La proporción en que se hallan los distintos ácidos grasos en el plasma fue determinada por medio del análisis de los ésteres metílicos de los correspondientes compuestos obtenidos por un proceso de transesterificación directa (Segura 1991) y separados por medio de cromatografía en fase gaseosa, utilizando un cromatógrafo de gases HP 6890, serie GC (Hewlett-Backard, Wilminston,) equipado con una columna capilar y un detector de ionización de llama.

Como muestra la figura 1, se observa un incremento, estadísticamente significativo, en los porcentajes de DHA y de EPA en las muestras correspondientes al segundo y tercer día del estudio, en comparación con los valores observados en las muestras correspondientes al primer día del estudio (en condiciones basales): t=-7.628 p<0.001, para el segundo día y t=-7.101 p<0.001 para el tercer día, en el caso del ácido eicosapentanoico (EPA) y t=-10.125 p<0.001, para el segundo día, y t=-8.882 p<0.001, para el tercer día, en el caso del ácido docosahexanoico (DHA).

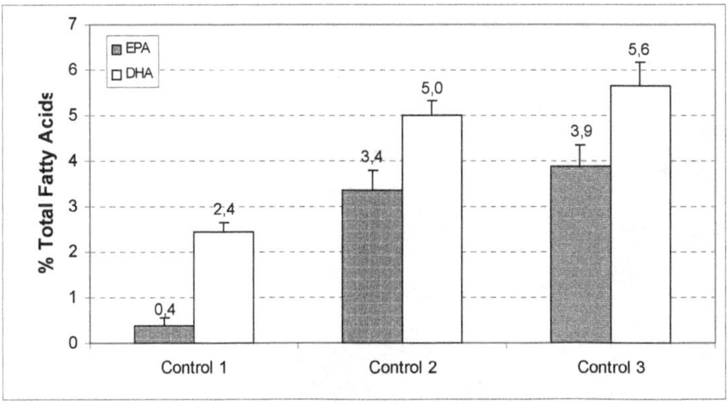

Figura 1: ***Porcentajes de DHA y EPA en los diferentes controles.***

Valoración funcional

Pruebas de laboratorio.

Las distintas pruebas se han llevado a cabo en un laboratorio de esfuerzo de la Unidad de Metabolismo y Nutrición del Departamento de Ciencias Fisiológicas II de la Universidad de Barcelona, a una temperatura ambiente de 22 y 24° C y una humedad relativa de 55-65%. Los distintos sujetos han sido requeridos a no realizar ningún esfuerzo intenso durante las 72 horas previas a las correspondientes pruebas, las cuales han tenido lugar por la mañana, tras un desayuno ligero.

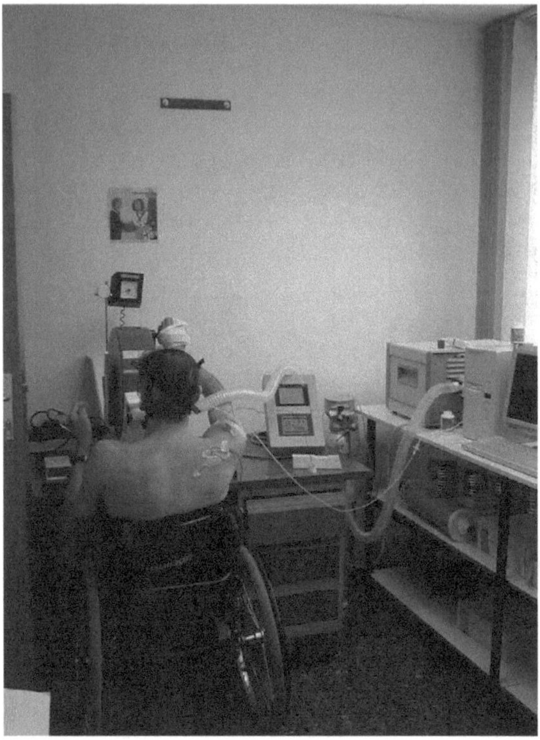

Cada uno de los sujetos ha realizado las distintas pruebas sobre un ciclo ergómetro de brazo, modelo Angio (Lode, Groningen, Nederland), manteniendo una frecuencia de 50-60 rev/min. durante periodos consecutivos de 5 minutos de duración, separados por intervalos de reposo de 3 minutos de duración (utilizados para la obtención de las muestras de sangre capilar y el registro de diversos parámetros, como la presión arterial y la temperatura corporal). Partiendo de una carga inicial de 20 w, la carga de trabajo ha ido aumentando progresivamente hasta alcanzar el valor máximo tolerado por cada sujeto.

El intercambio de gases, consumo de oxígeno y la producción de carbónico han sido determinados por medio de un sistema automático de análisis de gases tipo "respiración a respiración" modelo Metasys TR-plus (Brainware,Lavalette., Francia) equipado con un neumotacógrafo y utilizando una máscara de doble vía (Hans Rudolph, Kansas, Estados Unidos). Antes de cada prueba el analizador ha sido calibrado, por lo que respecta a la medición de flujos y volúmenes, con una jeringa de 3 litros de capacidad (Hans Rudolph, Kansas, Estados Unidos de Norteamérica) y, por lo que se refiere a la medición de gases, por medio de botellas conteniendo mezclas de gases de referencia (5% de CO2 y 15% de O2 y N2 como gas equilibrador) y, por otra parte, el aire atmosférico.

La frecuencia cardiaca ha sido controlada, de manera continua, por medio de un pulsómetro marca Polar Accurex Plus (Polar Electro OY Kendele, Finlandia). El registro de la presión arterial, a nivel del brazo y de la pierna, se ha llevado a cabo de forma manual por medio de un esfigmomanómetro de mercurio, modelo Erkameter 3000 (Erka, Bad Tölz, Alemania) y auscultación con fonendoscopio Litman (Litman, Alemania).

La medida de la temperatura corporal se ha realizado sobre el brazo derecho, a nivel del extremo distal del músculo deltoides y, simultáneamente, sobre la zona subescapular del lado derecho, utilizando un sistema de registro automático, modelo Thermocouple Thermometer 53/54 II (Fluke Corporation, Everett WA, Estado Unidos de Norteamerica). Se ha registrado la temperatura en reposo y al final de cada una de las cargas de trabajo a las que se sometió el sujeto. Al mismo tiempo, se ha medido la temperatura timpánica por medio de un sistema automático, de lectura digital, modelo TermoScan TRT 1020 (Termoscan Inc, San Diego,CA, Estados Unidos de Norteamérica).

Las concentraciones de glucosa y de ácido úrico en sangre han sido determinadas por medio de un procedimiento fotoenzimático de química seca, modelo Reflotron (Boehringer Mannheim, Alemania), utilizando muestras de 32 µl de volumen. La concentración de lactato en sangre ha sido determinada por medio de un micrométodo, electroenzimático, utilizando 25 µl de muestra (modelo YSI 1500 SPORT -YSI Inc. Ohio, Estado Unidos de Norteamérica).

Resultados.

Consumo de oxígeno.

Como se puede apreciar en la figura 2 y en la tabla correspondiente al consumo de oxígeno, el consumo de oxígeno se incrementa en función de la carga a la que se halla sometido el sujeto, siendo tanto mayor cuanto mayor es el trabajo realizado ($F=162{,}850$ $p<0{,}001$). Se observan diferencias significativas entre los consumos de oxígeno observados a lo largo de los tres días de estudio o valoración, con valores más bajos durante el segundo y el tercer día de la prueba respecto a la realizada en condiciones basales ($F=6{,}115$ $p=0{,}003$).

Consumo de oxígeno

CONTROL	CARGA	Media (L/min.)	Desv. típ.
1	0	,47432	,16022
	20	1,01679	,18973
	40	1,39288	,13257
	60	1,76893	,28518
	Total	1,11268	,51062
2	0	,43988	,12390
	20	,85553	,23943
	40	1,23253	,33781
	60	1,57942	,33166
	Total	,98589	,49270
3	0	,46078	8,2042E-02
	20	,90322	,18841
	40	1,23344	,30349
	60	1,55200	,39909
	Total	1,02266	,47900
Total	0	,45902	,13264
	20	,93492	,21723
	40	1,29922	,26789
	60	1,65100	,33560
	Total	1,04746	,49783

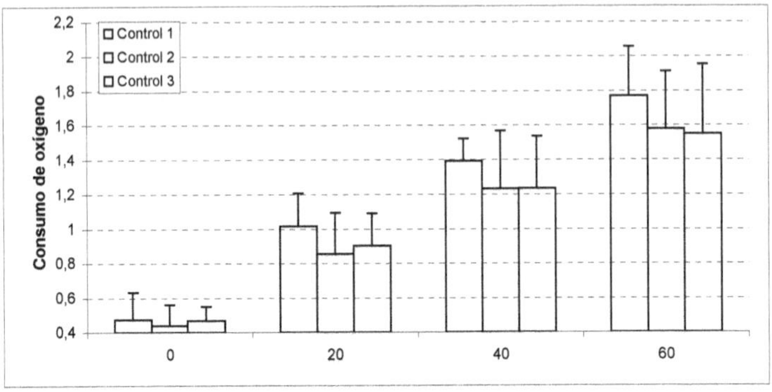

Figura 2: ***Consumo de oxígeno (L/min.) en relación a las cargas, en los diferentes controles.***

Producción de CO2

En la figura 3, se puede observar como la producción de CO2 guarda también relación con la carga a la que se halla sometido el sujeto, siendo tanto mayor cuanto mayor es el trabajo realizado ($F=171,395$ $p<0,001$). Se aprecian diferencias significativas entre los valores obtenidos en los distintos días del estudio, con valores más bajos durante las pruebas llevadas a cabo durante el segundo y el tercer día, con respecto a lo observado el primer día de valoración.

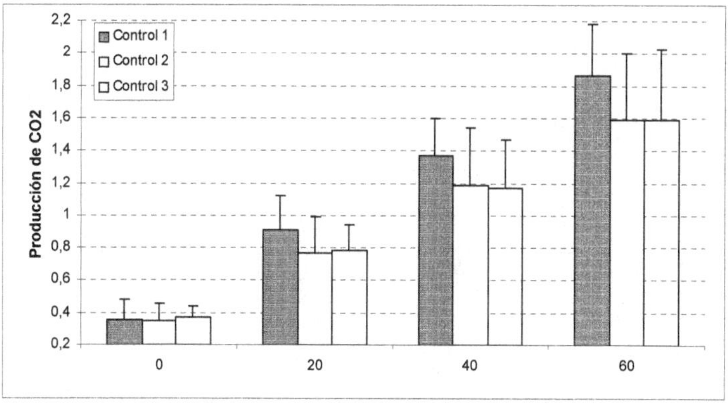

Figura 3: ***Producción de CO2 (L/min.) en relación a las cargas, en los diferentes controles.***

Producción de CO2

CONTROL	CARGA (W)	**Media(L/min.) unidades**	**Desv. típ.**
1	0	,35942	,12251
	20	,90647	,21651
	40	1,37044	,22617
	60	1,85957	,32591
	Total	1,06353	,59004
2	0	,34506	,11040
	20	,76584	,22725
	40	1,18807	,35744
	60	1,58875	,41625
	Total	,92645	,53761
3	0	,37278	6,9607E-02
	20	,78567	,15793
	40	1,17189	,29951
	60	1,59425	,43028
	Total	,96363	,52161
Total	0	,35693	,10744
	20	,83062	,21634
	40	1,26013	,30330
	60	1,70156	,39608
	Total	,99246	,55735

Consumo de oxígeno por Kg de peso corporal

El consumo de oxígeno por Kg de masa corporal sigue un perfil paralelo, y muy similar, al registrado para el consumo total con valores máximos que tienen tendencia a reducirse durante el segundo y tercer día de las pruebas respecto a lo observado durante el primer día de las mismas. (Tabla I).

Consumo máximo respecto al peso

El consumo de O2 se demostró dependiente de la carga a la que era sometido el paciente, siendo mayor cuanto más elevada era la carga a la que era sometido el sujeto ($F=161,547$ $p<0,001$), y además se apreciaron diferencias significativas entre las producciones obtenidas en los tres días del estudio ($F=8,752$ $p<0,001$) con una producción más baja en el segundo y tercer día control respecto al primer día del estudio.

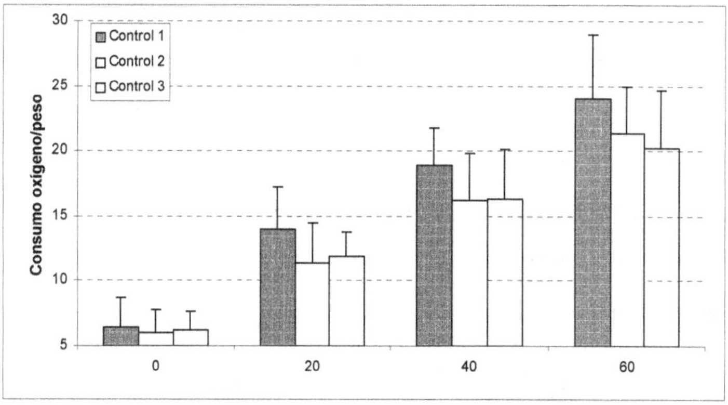

Figura 4: ***oxígeno por Kg de peso corporal CO2 (L/min.) en relación a las cargas, en los diferentes controles.***

Consumo de oxígeno por unidad de masa corporal (ml/Kg/min)

CONTROL	**CARGA (W)**	**Media /ml/Kg/min)**	**Desv. típ.**
1	0	6,445921	2,253571
	20	13,946184	3,276579
	40	18,934706	2,825350
	60	24,064286	4,900207
	Total	15,162899	7,222852
2	0	5,978125	1,849977
	20	11,428438	2,990724
	40	16,220000	3,556419
	60	21,390208	3,606187
	Total	13,194703	6,341010
3	0	6,223333	1,494841
	20	11,871111	1,824866
	40	16,356667	3,815256
	60	20,257500	4,413100
	Total	13,489143	6,030498
Total	0	6,230284	1,944153
	20	12,606193	3,107485
	40	17,375610	3,506935
	60	22,224779	4,533470
	Total	14,091089	6,692288

Volumen espiratorio (VE)

El volumen espiratorio muestra un aumento progresivo en relación con la carga de trabajo a la que se halla sometido cada sujeto ($F=148.527$ $p<0,001$).

El VE mostró un aumento en los valores obtenidos en dependencia de la carga a la que era sometido el paciente ($F=148,527$ $p<0,001$); por el contrario, no se observaron diferencias entre los tres días en los que se realizaron los diferentes controles, ni la respuesta del VE fue distinta para las diferentes cargas utilizadas durante los tres controles realizados.

Valores del Volumen Espiratoria

CONTROL	**CARGA**	**Media**	**Desv. típ.**
1	0	8,70132	2,61371
	20	21,71632	8,83785
	40	31,57882	6,79939
	60	45,17500	8,55086
	Total	25,32210	14,80180
2	0	9,31688	2,66324
	20	20,50000	8,82469
	40	29,93533	9,47686
	60	42,08083	9,41918
	Total	24,25542	14,14267
3	0	10,24222	1,20135
	20	17,94111	2,44073
	40	29,89667	6,35881
	60	42,23125	8,22264
	Total	24,58771	13,11680
Total	0	9,24034	2,43784
	20	20,50182	7,93690
	40	30,60829	7,66143
	60	43,39029	8,66140
	Total	24,77831	14,13924

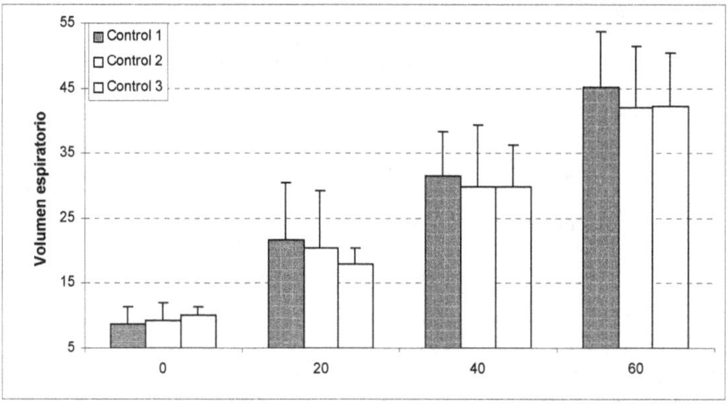

Figura 5: ***volumen espiratorio en función de las cargas de trabajo en los distintos controles.***

Volumen corriente

El volumen corriente muestra también un aumento progresivo en relación con la carga de trabajo a la que se halla sometido cada sujeto (F=116.057 p<0,001), si bien con una evolución ligeramente distinta a lo observado para el volumen espirado, a lo largo de las pruebas realizadas durante los distintos días del estudio.

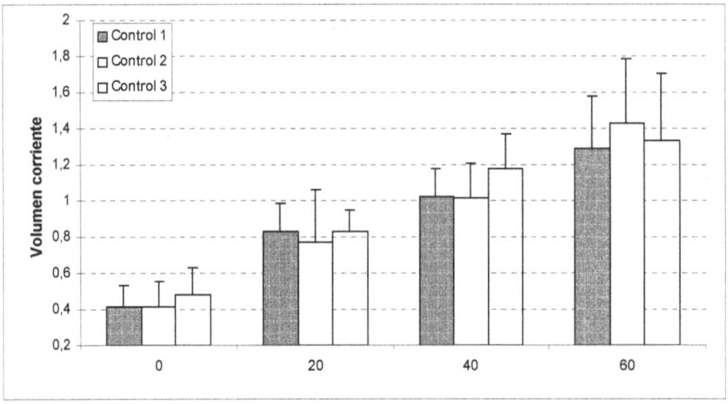

Figura 6: ***volumen corriente en relación con las cargas de trabajo, en los diferentes controles.***

Frecuencia respiratoria

El frecuencia respiratoria mostró un aumento en los valores obtenidos en dependencia de la carga a la que era sometido el paciente ($F=15{,}062$ $p<0{,}001$); no se observaron diferencias entre los tres días en los que se realizaron los diferentes controles, ni la respuesta de la frecuencia respiratoria para cada carga de trabajo, fue distinta entre los tres controles realizados.

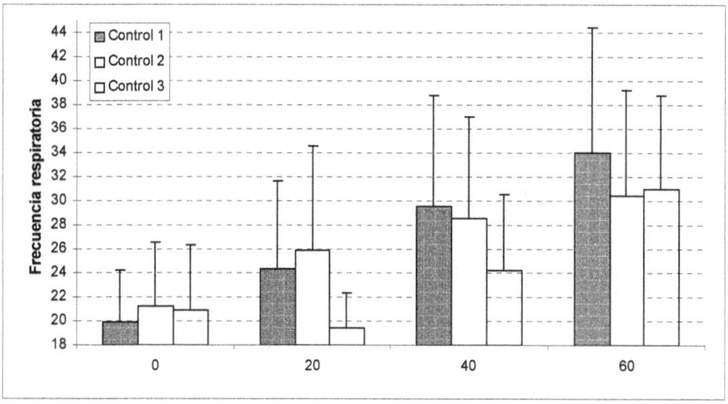

Figura 7: ***frecuencia respiratoria en relación a las cargas , en los diferentes controles.***

Frecuencia cardiaca

CONTROL	CARGA	Media	Desv. típ.
1	0	78,39	18,98
	20	107,58	20,91
	40	125,62	22,05
	60	141,64	20,84
	Total	110,90	30,91
2	0	76,50	12,76
	20	105,06	16,88
	40	126,53	22,47
	60	148,75	24,22
	Total	111,66	32,31
3	0	82,00	15,85
	20	104,63	16,89
	40	121,38	22,53
	60	142,43	22,46
	Total	111,65	28,95
Total	0	78,36	16,07
	20	106,09	18,40
	40	125,11	21,81
	60	144,39	22,00
	Total	111,33	30,88

La frecuencia cardiaca muestra, asimismo, valores que van en incremento a medida que aumenta la carga de trabajo a la que se halla sometido cada sujeto ($F=66.726$ $p<0,001$)

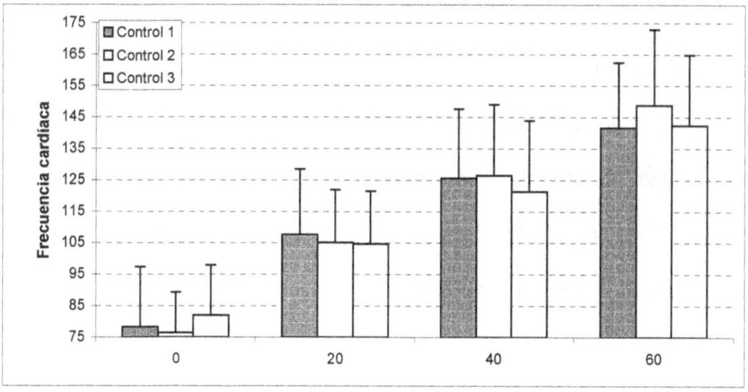

Figura 8: Frecuencia cardiaca en relación a las cargas de trabajo, en los diferentes controles

Temperatura corporal

Tanto a nivel de la región subescapular, como sobre la superficie del brazo, a nivel del extremo distal del músculo deltoides, se observa un aumento progresivo de la temperatura a medida que se incrementa la carga de trabajo a la que se halla sometido cada sujeto, si bien las diferencias entre las distintas cargas, así como en los distintos días de la prueba, no son estadísticamente significativas.

La temperatura timpánica no muestra diferencias apreciables en relación con las distintas cargas de trabajo; en cambio, se aprecian diferencias en las temperaturas registradas durante los distintos días del estudio con valores ligeramente inferiores durante el segundo día (0,301±0,109) y el tercer día (0,540±0,128) respecto a lo observado durante el primer día de las pruebas.

Temperatura en la espalda

CONTROL	CARGA	Media	Desv. típ.
1	0	33,022	1,228
	20	32,906	1,171
	40	33,063	1,291
	60	33,285	1,438
	Total	33,052	1,249
2	0	31,994	1,408
	20	32,256	1,075
	40	32,253	,963
	60	32,825	1,206
	Total	32,300	1,181
3	0	32,489	,791
	20	32,589	,836
	40	32,944	,917
	60	33,075	,963
	Total	32,766	,872
Total	0	32,528	1,285
	20	32,598	1,089
	40	32,733	1,136
	60	33,067	1,233
	Total	32,710	1,191

Temperatura Timpánica

CONTROL	CARGA	Media	Desv. típ.
1	0	36,374	,595
	20	36,300	,690
	40	36,235	,707
	60	36,150	,819
	Total	36,274	,687
2	0	35,981	,522
	20	36,000	,643
	40	35,967	,485
	60	35,933	,696
	Total	35,973	,571
3	0	35,900	,581
	20	35,556	,425
	40	35,789	,330
	60	35,688	,500
	Total	35,734	,465
Total	0	36,134	,593
	20	36,039	,676
	40	36,039	,580
	60	35,965	,716
	Total	36,049	,637

Presión arterial

La presión arterial sistólica, registrada a nivel de brazo, muestra un incremento progresivo en función de la carga de trabajo a la que se halla sometido cada sujeto ($F=17.689$ $P<0.001$) para cargas de 60 watios, con incrementos del orden de 9 mm de Hg entre la carga nula y la carga de 20 watios y entre ésta y la de 40 watios y con un aumento del orden de 15 mm de Hg entre la carga de 40 w y la de 60 w. Los valores de la presión arterial sistólica registrada en condiciones de carga nula y al final de un periodo de 5 minutos de ejercicio realizado con una carga de trabajo de 60 w, muestran un incremento total del orden de casi 33 mm de Hg.

La presión diastólica, medida a nivel del brazo muestra también un incremento progresivo con la carga de trabajo a la que se halla sometido el sujeto ($F=4.868$ $p=0.003$), si bien los aumentos son considerablemente más discretos que los observados en los valores de la presión arterial sistólica, con un incremento total de 14 mm de Hg entre los valores registrados frente a una carga nula y los registrados frente a una carga de 60 w

Presión Arterial registrada en el brazo

La presión arterial sistólica se observó un aumento dependiente de la carga a la que era sometido el paciente ($F=17,689$ $P<0,001$), observando una aumento sobre todo en la carga de 60 watios. Por el contrario, no se observó diferencias significativas al comparar las obtenidas en los diferentes controles.

Presión Arterial registrada en el brazo

CONTROL	CARGA	Media	Desv. típ.
1	0	110,47	12,82
	20	121,67	18,94
	40	130,71	20,40
	60	144,29	23,24
	Total	125,46	22,09
2	0	117,38	16,05
	20	124,31	23,43
	40	131,00	27,14
	60	147,08	20,72
	Total	128,76	24,08
3	0	115,00	18,87
	20	122,78	14,60
	40	134,44	21,28
	60	149,38	6,23
	Total	129,86	20,38
Total	0	113,91	15,32
	20	122,88	19,58
	40	131,63	22,74
	60	146,47	19,19
	Total	127,61	22,43

También se observó diferencias significativas en la respuesta a la carga a la que eran sometidos los pacientes (F=4,868 p=0,003), observándose el aumento entre los valores basales y los alcanzados en la segunda, con un aumento de de 9,32±2,94 (media±SE) mmHg, y con los de la carga de 60 watios, con un aumento de 12,17±3,09 media±SE).

Presión arterial diastólica registrada en el brazo.

CONTROL	CARGA	Media	Desv. típ.	N
1	0	73,68	9,84	19
	20	82,83	13,65	18
	40	85,94	11,24	17
	60	86,43	15,50	14
	Total	81,79	13,33	68
2	0	75,88	10,94	16
	20	81,13	14,50	16
	40	84,20	16,22	15
	60	90,00	17,06	12
	Total	82,29	15,13	59
3	0	80,00	12,50	9
	20	80,56	13,57	9
	40	85,00	15,21	9
	60	87,50	11,95	8
	Total	83,14	13,18	35
Total	0	75,77	10,82	44
	20	81,72	13,66	43
	40	85,10	13,77	41
	60	87,94	14,98	34
	Total	82,27	13,91	162

Presión arterial en la pierna

Se registraron valores de presión arterial sistólica más elevadas en el 3° día del estudio (F=4,002 p=0,021), siendo superior en 18,54±6,66 (media±SE) mmHg respecto al 1° día del estudio y 17,09±6,75 (media±SE) mm hg respecto al 2° día. La tendencia a ir aumentando se observó también entre el 1° y 2° día, pero esta no fue estadísticamente significativa. No existieron diferencias significativas entre los valores de la presión arterial sistólica obtenidos a diferentes intensidades de trabajo.

Presión arterial sistólica en la pierna

CONTROL	CARGA	Media	Desv. típ.
1	0	162,71	23,44
	20	172,69	22,91
	40	186,23	25,80
	60	180,11	35,54
	Total	174,80	27,23
2	0	172,00	29,12
	20	176,54	26,77
	40	173,56	22,02
	60	188,86	9,82
	Total	176,24	24,88
3	0	187,00	11,76
	20	205,67	41,30
	40	185,00	37,71
	60	197,80	12,64
	Total	193,33	29,58
Total	0	170,89	25,67
	20	180,44	30,17
	40	182,00	27,61
	60	187,24	24,85
	Total	179,12	27,60

Respecto a la presión arterial diastólica en la pierna, se observaron valores diferentes entre los distintos días del estudio ($F=4,6$ $p=0,012$), con valores inferiores en el 2º día del estudio, con una diferencia de 12,8±4,13 mmHg (media±SE) en relación con el primer día del estudio y de 13,92±5,05 mmHg (media±SE) en relación con el tercer día del estudio. Se observó un aumento en los valores medidos entre las diferentes cargas respecto al reposo que resultó marginalmente significativo ($F=2,56$ $p=0,059$)

Tensión arterial diastólica en la pierna

CONTROL	CARGA (W)	Media	Desv. típ.
1	0	103,00	11,71
	20	110,54	14,42
	40	111,62	18,24
	60	100,11	13,13
	Total	106,76	14,95
2	0	88,50	19,75
	20	96,15	14,88
	40	95,67	18,68
	60	100,14	14,83
	Total	93,96	17,49
3	0	101,83	14,95
	20	128,67	57,86
	40	97,29	17,56
	60	105,00	9,77
	Total	107,88	32,12
Total	0	96,36	17,35
	20	108,09	29,16
	40	103,21	19,19
	60	101,29	12,59
	Total	102,10	21,24

Cambios bioquímicos

No se han observado cambios significativos en la concentración de glucosa en sangre ni en relación con el aumento en las cargas de trabajo ni con los distintos días en que se han realizado las diferentes pruebas.

[Glucosa]

CONTROL	CARGA (W)	Media mg/dl	Desv. típ.
1	0	114,93	27,97
	20	159,34	182,53
	40	111,93	27,95
	60	107,46	22,52
	Total	124,58	97,62
2	0	114,26	15,92
	20	111,33	14,42
	40	101,37	20,50
	60	101,21	14,32
	Total	107,69	17,01
3	0	118,02	21,44
	20	108,90	23,32
	40	107,99	18,15
	60	102,54	12,48
	Total	109,76	19,55
Total	0	115,32	22,44
	20	131,39	120,80
	40	107,38	23,36
	60	104,14	17,73
	Total	115,35	65,42

Asimismo, tampoco se han observado diferencias significativas en la concentración de ácido úrico en sangre en relación con la magnitud de las cargas de trabajo ni en relación con los distintos días en que se han realizado las pruebas.

[Úrico]

CONTROL	CARGA (W)	Media mg/dl	Desv. típ.
1	0	5,90	1,53
	20	6,30	1,27
	40	5,91	1,67
	60	6,35	1,16
	Total	6,10	1,41
2	0	5,74	1,30
	20	5,69	1,39
	40	5,47	1,40
	60	5,72	1,42
	Total	5,65	1,34
3	0	5,95	,86
	20	5,83	,77
	40	5,59	1,01
	60	5,91	1,14
	Total	5,82	,92
Total	0	5,85	1,31
	20	5,98	1,23
	40	5,68	1,42
	60	6,03	1,24
	Total	5,88	1,30

La concentración de lactato en sangre muestra un incremento progresivo en relación con el aumento en las cargas de trabajo a los que se halla sometido cada sujeto

(F=32.521 p<0,001) (Tabla V) o figura 8. En cualquier caso, los incrementos son discretos como cabe esperar teniendo en cuenta la relativamente poca masa muscular implicada en este tipo de esfuerzo y la baja carga de trabajo máxima alcanzada.

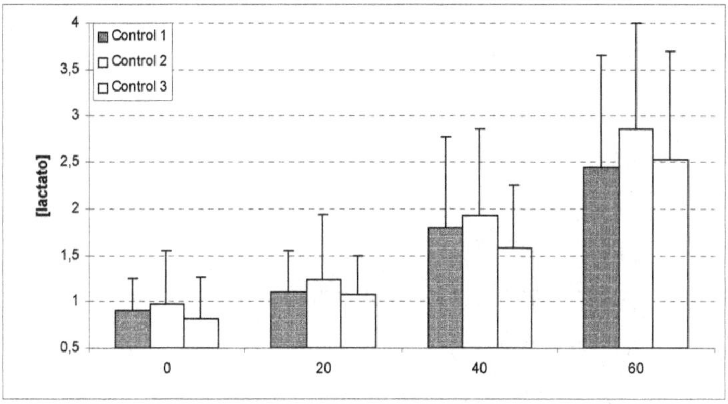

Figura 8: ***concentración de lactato en sangre***

Concentración de Lactato

CONTROL	CARGA (W)	Media (mM)	Desv. típ.
1	0	,9032	,3392
	20	1,0989	,4497
	40	1,7994	,9721
	60	2,4393	1,2154
	Total	1,4896	,9681
2	0	,9687	,5836
	20	1,2275	,7098
	40	1,9260	,9347
	60	2,8550	1,1501
	Total	1,6659	1,0850
3	0	,8211	,4462
	20	1,0711	,4209
	40	1,5833	,6682
	60	2,5300	1,1620
	Total	1,4720	,9449
Total	0	,9102	,4549
	20	1,1400	,5459
	40	1,7983	,8886
	60	2,6074	1,1597
	Total	1,5496	1,0050

Pruebas de campo

Prueba de carácter "aeróbico" (desplazamiento en terreno llano).

Esta prueba se realizó en un circuito completamente llano, asfaltado, de 285 metros de longitud y con señalizaciones cada 10 metros, solicitando a cada sujeto que recorriera, en su habitual silla de ruedas, la máxima distancia posible durante los diez minutos de la prueba. Previamente, se solicita a los distintos sujetos que no realicen ningún esfuerzo de cierta intensidad durante las 72 horas anteriores a la prueba, que se lleva a cabo por la mañana tras la ingesta de un ligero desayuno.

Inmediatamente antes de iniciar la prueba, así como al finalizar la misma, se registró la presión arterial a nivel del brazo y de la pierna, y se obtuvo una muestra de sangre capilar , arterializada, a partir del lóbulo de la oreja con objeto de determinar la .concentración de glucosa, de ácido úrico, y de ácido láctico de la misma.

La frecuencia cardiaca se monitorizó constantemente mediante pulsómetro marca Polar Accurex Plus (Polar Electro OY, Finland) La toma de la presión en el brazo y en la pierna se realizó de manera manual, mediante esfigmomanómetro de Hg model ERKAmeter3000 (ERKA, Bad Tölz, Alemania) y auscultación mediante fonendoscopio Litman (Litman, Germany).

La determinación de los concentraciones de glucosa (mmol/l) y ácido úrico (μmol/l) se realizó mediante micrométodo, con muestra de 32 μl, con sistema fotoenzimático Reflotron (Boehringer Mannheim, Germany), y la concentración de lactato por medio de un sistema electroenzimático YSI 1500 SPORT (YSI Incorporated, Ohio, USA) con muestras de 25 μl.

Resultados.

Como pone de manifiesto la figura 9, se observa una clara tendencia a recorrer una distancia progresivamente creciente a medida que transcurre el periodo de suplementación con ácidos grasos omega-3 (DHA, EPA), pasando de 1153 metros en el primer control (en condiciones iniciales, antes de la suplementación) a 1212 metros en el segundo y 1379 metros en el tercer día de control (tras seis meses de seguir la suplementación).

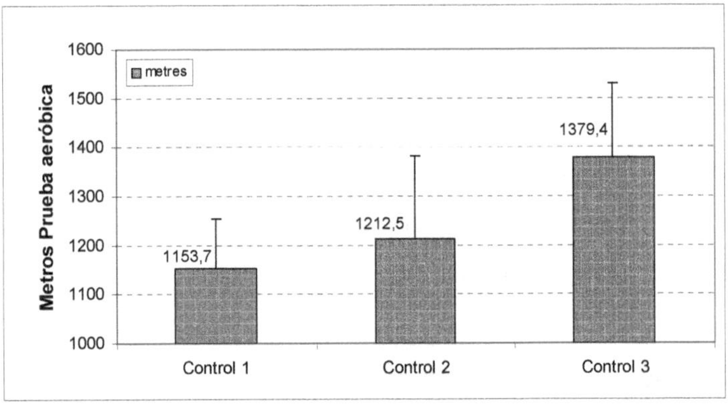

Figura 9: Metros realizados en la pruebas aeróbica en cada control

Desde el punto de vista metabólico, cabe señalar, una menor producción de lactato, con una diferencia estadísticamente significativa, cuando se comparan los valores obtenidos durante el primer control y los controles subsiguientes. En contraposición, los niveles de ácido úrico en plasma muestran un incremento estadísticamente significativo entre el primer y tercer control, con un aumento medio de 2,32 mg/dl ($t=5,732$ $p=0,029$)

Prueba de carácter "anaeróbico" (desplazamiento contra pendiente)

Protocolo

El estudio se realizó en una cuesta con un 6% de pendiente, de 90 metros de longitud, habiendo señalizado cada 5 metros. Se le requería al paciente a recorrer dicha distancia en el menor tiempo posible. Las pruebas se llevaron a cabo por la mañana, tras un desayuno ligero.

Al minuto y a los tres minutos de finalizar la prueba, se obtuvo de nuevo una muestra de sangre capilar arterializada del lóbulo de la oreja para analizar los mismos parámetros que en el preesfuerzo.

La frecuencia cardiaca se monitorizó constantemente mediante pulsómetro marca Polar Accurex Plus (Polar Electro OY, Finland) La determinación de los concentraciones de glucosa (mmol/l) y ácido úrico (µmol/l) se realizó mediante micrométodo, con muestra de 32 µl, con sistema fotoenzimático Reflotron (Boehringer Mannheim, Germany), y la concentración de lactato gracias a un sistema por micrométodo, con muestra de 25 µl, método electroenzimático YSI 1500 SPORT (YSI Incorporated, Ohio, USA).

Resultados

Sólo se apreció una mejoría estadísticamente significativa entre los tiempos obtenidos durante el 1° y 2° día, con una mejoría media de 7"55/100" ($t=2,319$ $p=0,046$). No se observaron mejorías entre el primer día respecto al tercero. Tampoco se observaron diferencias estadísticamente significativas entre los diferentes parámetros bioquímicos o de frecuencia cardiaca.

Prueba de "fuerza/velocidad" y "fuerza/resistencia"

En primer lugar, se realizó un test de fuerza consistente en valorar distintas cualidades de diferentes músculos del miembro superior. El primer grupo de parámetros ha consistido en realizar en el menor tiempo posible 20 tracciones contra una resistencia que era el 80% de la máxima para cada sujeto, valorándose el tiempo empleado en completar el total de contracciones. Los músculos valorados fueron: el bíceps derecho, bíceps izquierdo, tríceps derecho y tríceps izquierdo, realizando los tests en este orden. Después se realizaba una prueba de resistencia a la fuerza consistente en mantener el mismo peso, el 80% de la máxima para cada sujeto, utilizado para la prueba anterior, durante el máximo tiempo posible con el músculo bíceps derecho y con el músculo bíceps izquierdo.

En ambos casos, se ha utilizado un dispositivo de tracción, modelo EN-Trec Pulley (Enraf Nonins BV Delft, Holanda), estando el sujeto sentado en su propia silla de ruedas.

Los resultados obtenidos muestran una mejora progresiva, a lo largo de los distintos controles tanto en el tiempo requerido para completar las 20 tracciones requeridas como en la capacidad para mantener, durante el máximo tiempo posible, la carga correspondiente.

Músculo	**T**	**P**	**Diferencia media±SE (s)**
Bíceps derecho	3,543	*0,005*	6,075±1,714
Bíceps izquierdo	4,594	*0,001*	7,317±1,593
Tríceps derecho	2,863	*0,017*	4,682±1,635
Tríceps izquierdo	2,924	*0,015*	6,050±2,07
Resistencia derecha	-2,755	*0,017*	-43,77±15,89
Resistencia izquierda	-2,225	*0,046*	-73.54±33,05

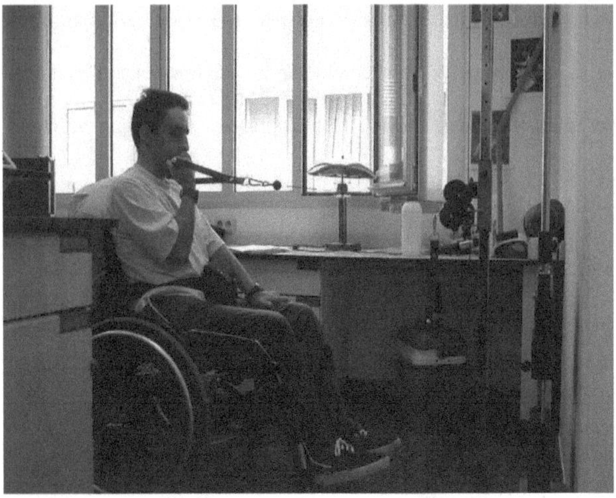

Test de fuerza en un paciente con una lesión medular

Comparación test de fuerza entre el 1º y 3º día del estudio.

Se observó una mejoría estadísticamente significativa en todos los parámetros medidos:

Músculo	T	P	**Diferencia media±SE (s)**
Bíceps derecho	2,969	*0,041*	11,60±3,91
Bíceps izquierdo	3,143	*0,035*	10,52±3,35
Tríceps derecho	3,236	*0,032*	9,220±2,849
Tríceps izquierdo	2,350	*0,079*	10,84±4,61
Resistencia derecha	-3.027	*0,029*	-93,0±30,72
Resistencia izquierda	-4,200	*0,008*	-123,83±29,48

Comparación test de fuerza entre el 2º y 3º día del estudio.

Se observó una mejoría estadísticamente significativa en los siguientes parámetros medidos:

Músculo	**t**	**P**	**Diferencia Media±SE (s)**
Bíceps derecho	3,407	*0,027*	3,380±0,992
Bíceps izquierdo	3,117	*0,036*	2,960±0,950
Tríceps derecho	3,802	*0,019*	3,320±0,87
Tríceps izquierdo	3,386	*0,028*	2,240±0,66
Resistencia derecha	-1,268	*>0,05*	-35,17±27,74
Resistencia izquierda	-1,314	*>0,05*	-60,50±46,05

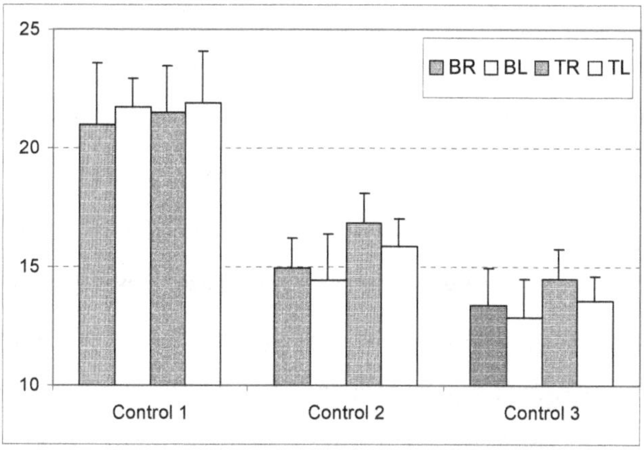

Figura 10: ***Test de fuerza: 20 tracciones contra resistencia del 80% de la carga máxima.*** Músculos valorados: BR: bíceps derecho; BL: bíceps izquierdo; TR: tríceps derecho; TL: tríceps izquierdo.

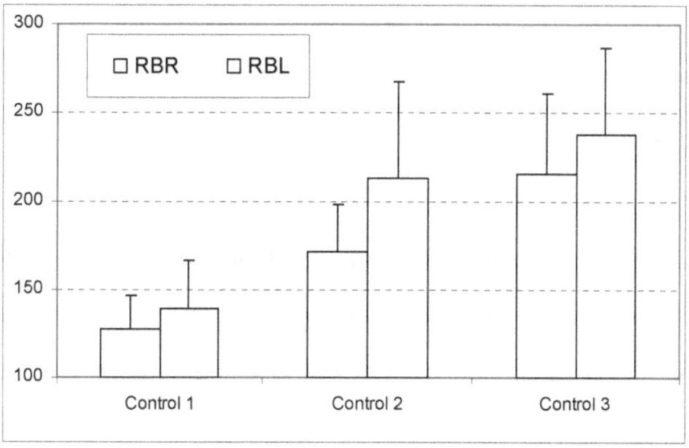

Figura 11: ***Test de resistencia: mantener el mismo peso, el 80% de la carga máxima, el máximo tiempo posible.*** Músculos valorados: RBR: bíceps derecho; RBL: bíceps izquierdo.

Discusión Fuerza en laboratorio vs. Cuesta.

En el test de fuerza se observa una importante mejoría en los datos obtenidos sobre la fuerza. Esta mejoría podría ser debida a un efecto de entrenamiento sobre la técnica de realización pero este aspecto está descartado porque los pacientes eran aleccionados e instruidos en la realización del test. Este se realizaba desde su propia silla de ruedas y tras haber realizados intentos previos para evitar el efecto que pudiera llevar aparejado el acostumbramiento a la realización del test. Por otra parte, la actividad física realizada a lo largo de la duración del estudio fue siempre la misma a la que se realizaba habitualmente, no participando en el mismo, sujetos que por estar realizando deportes de competición pudieran variar los parámetros de fuerza en dependencia de la respuesta al entrenamiento en su disciplina deportiva.

Era de prever que esta mejoría en la fuerza pueda tener una traslación en la práctica, cuando el sujeto se enfrenta con una cuesta, pero esto no parece que sea así. En un esfuerzo único, de alta intensidad, como el que se realizaba, el factor técnico es de gran importancia. Sólo si el test se hubiera realizado durante un tiempo más prolongado o repetido, quizás, se hubieran observado diferencias dependientes de los cambios en la capacidad para generar fuerza. Sería conveniente realizar nuevas experiencias destinadas a cuantificar la mejoría en la capacidad de trasladarse en situaciones extremas tras la ingesta de EPA+DHA y su mejoría en los parámetros de fuerza comentados.

CONCLUSIONES

Los cambios observados pueden obedecer a:

1.-Mejorías a nivel de la motoneurona

2.-Mejorías a nivel de la placa motora

3.-Mejorías intracelulares a nivel de la liberación de Ca^{++}.

Probablemente estas mejoras a nivel de la fuerza hay que buscarlas más a nivel neuromuscular y no tanto a nivel metabólico, ya que los cambios en el laboratorio no han sido tan relevantes.

También hemos observado, en general, cambios más marcados entre el 1° y 2° control que entre el 2° y 3° control y siempre mejorías más a nivel periférico del propio músculo o a nivel del nervio que a nivel metabólico. La ausencia de cambios significativos a nivel bioquímico, observados en individuos sanos por otros autores, puede ser debida a la menor masa muscular de los lesionados medulares.

Es probable que las mejoras con la suplementación durante los tres primeros meses fuera suficiente, ya que las variaciones no son significativas entre el segundo y el tercer control.

No olvidemos de todas formas que el estudio sólo se realizó para valorar cambios con la suplementación.

Estudio futuros deben ir encaminados a realizar nuevas experiencias destinadas a cuantificar la mejoría de la capacidad de trasladarse en situaciones extremas tras la ingesta de DHA + EPA y la mejora en los parámetros comentados.

ESTUDIO 4 :

Continual supplementation with n-3 fatty acids does not modify plasma lipid profile in spinal cord injury patients." Javierre, C., J. Vidal, et al. Spinal Cord 43(9): 527-30. (2005). (Javierre et al., 2005)

Resumen

Se trata de un estudio prospectivo de modificación de una dieta realizado en sujetos con una LM.

Los objetivos del mismo consistieron en observar la evolución del perfil lipídico en un grupo de lesionados medulares (LM), que fueron sometidos a una suplementación con ácido docosahexanoico (DHA) y ácido eicosapentanoico (EPA). El trabajo se realizó en colaboración entre el Departamento de Ciencias Fisiológicas II, de la Facultad de Medicina de la Universidad Barcelona y el Instituto Guttmann de Badalona, Barcelona.

Se evaluaron 19 sujetos adultos y de sexo masculino, 17 de ellos con una paraplejia y dos con una tetraplejia, a los que se les proporcionó una suplementación diaria con 1.5 g de DHA y 0.6 g de EPA durante 6 meses. Se analizaron los valores en plasma de DHA, EPA, colesterol total, HDL-c, LDL-c, VLDL-c, triglicéridos, y glucosa antes de empezar con la suplementación, a los 3 meses y a los 6 meses.

De los resultados destaca un aumento estadísticamente significativo en las concentraciones plasmáticas de EPA ($F=30.556$, $P<0.05$) y DHA ($F=106.6$, $P<0.05$) después de los 3 y 6 meses de suplementación. Sin embargo, no se encontraron diferencias significativas en la concentración del colesterol-total, HDL-c, LDL-c, VLDL-c, y triglicéridos a lo largo del estudio.

CONCLUSION: La suplementación con DHA-EPA durante 6 meses no modifica los niveles plasmático de glucosa y de lípidos en sujetos con una LM. En ausencia de efectos sobre el perfil lipídico, los ácidos grasos del grupo n-3 pueden inducir efectos beneficiosos a nivel cardiovascular en esta población.

Spinal Cord (2005), 1–4
© 2005 International Spinal Cord Society All rights reserved 1362-4393/05 $30.00
www.nature.com/sc

Original Article

Continual supplementation with *n*-3 fatty acids does not modify plasma lipid profile in spinal cord injury patients

C Javierre[1,*], J Vidal[2], R Segura[1], J Medina[2] and E Garrido[1,3]

[1]*Department of Physiological Sciences II, Medical School, Campus of Bellvitge (IDIBELL), Barcelona University, Spain;* [2]*Guttmann Institut of Barcelona, Spain;* [3]*Sports Medicine and Exercise Physiology Unit, Hospital General of Catalonia, Spain*

Study design: A prospective study during a diet modification.
Objective: To observe the evolution of the plasma lipid profile in a group of spinal cord injury (SCI) patients given a supplement of a mixture of docosahexanoic acid (DHA) and eicosapentaenoic acid (EPA).
Setting: Department of Physiological Sciences II, Medical School of the University of Barcelona and Guttmann Institut of Badalona, Barcelona, Spain.
Methods: A total of 19 adult males with SCI, 17 with paraplegia and two with tetraplegia, were given a daily supplement of 1.5 g of DHA and 0.75 g of EPA for 6 months. Determination of plasma values of DHA, EPA, total cholesterol, HDL-c, LDL-c, VLDL-c, triglycerides, and glucose was performed before supplementation and at 3 and 6 months of supplementation.
Results: A statistically significant increase in the plasma concentration of EPA ($F = 30.556$, $P < 0.05$) and DHA ($F = 106.6$, $P < 0.05$) was observed after 3 and 6 months of supplementation. However, there were no observable differences in the plasma concentration of total-cholesterol, HDL-c, LDL-c, VLDL-c, and triglycerides during the study.
Conclusion: DHA–EPA supplementation for 6 months does not modify the glycemic and lipid plasmatic levels in SCI patients. Despite its absence of effect on the serum lipid profile, *n*-3 fatty acids may induce beneficial cardiovascular effects in this population.
Spinal Cord advance online publication, 19 April 2005; doi:10.1038/sj.sc.3101762

Keywords: spinal cord injury; docosahexaenoic acid; eicosapentaenoic acid; plasma lipid profile; *n*-3 fatty acids

Introduction

People with spinal cord injury (SCI) face daily activities that involve more effort than able-bodied subjects as wheelchair transport is a highly inefficient and strenuous mode of transport.[1] SCI also involves risk factors that reduce life expectancy compared with similarly aged able-bodied subjects.[2] Moreover, as a consequence of the SCI, low degree of activity and deconditioning result in muscle atrophy, increased adiposity, and decreased cardiorespiratory fitness.[3] These factors mean that SCI people are prone to risk factors such as insulin resistance, glucose intolerance, increased serum cholesterol, triglyceride plasma concentrations and decreased HDL-c values.[4] The sum of all these factors represent an increased risk of morbidity and mortality due to cardiovascular diseases that constitute the principal cause of death in patients with SCI,[5,6] especially more than 30 years after injury (46% of all deaths) and among those older than 60 years of age (35% of all deaths).[7] Important findings about the beneficial effects of polyunsaturated fatty acids (PUFAs) on cardiovascular disease have also become apparent over the years.[8,9]

The objective of this study was to observe the evolution of the plasma lipid profile in a group of SCI patients given a continual supplementation of a mixture of eicosapentaenoic acid (EPA) and docosahexaenoic acid (DHA) or six months.

*Correspondence: C Javierre, Department of Physiological Sciences II, Medical School, Campus of Bellvitge (IDIBELL), University of Barcelona, Ctra. Feixa Llarga s/n, 08,907-L'Hospitalet, Barcelona, Spain

Materials and methods

Subjects

19 adult males with SCI, 17 with paraplegia and two with tetraplegia, participated in the study, after informed consent. The study was approved by the Ethical

Committee of Guttmann Institute. According to the ASIA neurological classification, 64% of the patients were ASIA A, 21% ASIA B, 10% ASIA C and 5% ASIA D. The time elapsed since the injury was greater than 12 months. Lifestyle (physical activity, diet, ...) of the participants was fairly constant over the entire study period. Each subject lived normal lives and continued with their habitual diet. All subjects used a hand-propelled wheelchairs as the primary means of locomotion.

Protocol

The evaluations were carried out in basal conditions (control 1) at 3 months (control 2) and at 6 months (control 3) after the oral supplementation with the DHA + EPA mixture.

The total daily dosage was: 1.5g of DHA and 0.75 g of EPA. These were supplied in the form of gelatin pearls (DHA + EPA®, Santiveri, Barcelona, Spain), six a day, taken with the three principal meals (two with breakfast, two with lunch, and two with supper).

Analysis of blood samples

Blood samples to evaluate the lipid profile were taken from the antecubital vein after an overnight fast. A part of the sample was used for the determination of total cholesterol, HDL-c, LDL-c, VLDL-c triglycerides, and glucose performed by means of an automatic analyser (model 717 Hitachi, Roche, Tokyo, Japan). The rest of the sample was centrifuged at 1815 rpm for 20 min to separate the blood plasma which was then used to determine the content and the proportion of the different fatty acids. These were determined by analyzing the methyl-esters of the corresponding compounds, obtained by a process of direct trans-sterification[10] and separated by means of gas-liquid chromatography, using a chromatograph (model HP 6890 serie GC, Hewlett-Packard, Wilminston, USA) equipped with a capillary column and a flame ionization detector.

Statistical analysis

A repeated measures ANOVA was used to determine the influence of *n*-3 supplementation for any of the variables, with adjustments with the Bonferroni test. The values are expressed as mean ± SEM. Significance was accepted at the $P<0.05$ level.

Results

A statistically significant increase in the concentration of EPA in plasma was observed as a response to the intake of the supplement. EPA levels increased 7.86 times between control 1 (basal conditions) and control 2 (3 months after beginning dietary supplementation), and 10.01 times between control 1 and 3 (6 months after beginning dietary supplementation) ($F=30.556$, $P<0.05$). The same happened in the percentages of DHA, that underwent a statistically significant increase between control 1 and 2 of the study, doubling the levels of the first control, and between control 1 and 3, increasing 125% ($F=106.6$, $P<0.05$). Plasma concentration of glucose, total-cholesterol, HDL-c, LDL-c, VLDL-c, triglycerides and glucose did not show differences between the different control days of the study (Table 1).

Discussion

At the beginning of the 1970s, various studies demonstrated differences between Greenland Inuit and the Danish population with respect to the plasma lipoprotein profile. The Inuit suffered fewer heart attacks, which was attributed to the beneficial effects of *n*-3 fatty acids that they consume in large quantities.[11–14] Changes in Western diets have been observed where the ratio of *n*-6 to *n*-3 fatty acids now ranges from 20 to 30:1 instead of the more traditional of 1 to 2:1. This imbalance may be responsible for the increase in blood viscosity, vasospasm and vasoconstriction and reduced bleeding time. *n*-3 Fatty acids also have anti-inflamatory, antithrombotic, hypolipemic, vasodilatory, and anti-arrhythmic effects and have a beneficial effect in primary and secondary prevention of ischemic heart disease.[11] Increased consumption of *n*-3 fatty acids reduces mortality from sudden cardiac death, even among men without evidence of prior cardiovascular disease,

Table 1 Mean ± standard error of the different blood parameters studied

Parameters	*Control 1*	*Control 2*	*Control 3*
EPA (%)	0.35 ± 0.22	3.67 ± 0.35	3.87 ± 0.49
DHA (%)	2.51 ± 0,2.8	5.54 ± 0.35	5.64 ± 0.54
Total-cholesterol (mmol/l)	4.04 ± 0.22	4.14 ± 0.18	4.44 ± 0.45
HDL-c (mmol/l)	1.06 ± 0.06	1.11 ± 0.07	1.04 ± 0.10
LDL-c (mmol/l)	2.46 ± 0.22	2.55 ± 0.19	2.88 ± 0.38
VLDL-c (mmol/l)	0.56 ± 0.09	0.42 ± 0.05	0.50 ± 0.04
Atherogenic index	0.27 ± 0.02	0.28 ± 0.02	0.24 ± 0.02
Triglycerides (mmol/l)	1.26 ± 0.34	0.96 ± 0.10	1.15 ± 0.05
Glucose (mmol/l)	4.49 ± 0.44	4.30 ± 0.34	4.21 ± 0.56

Control 1: before supplementation; control 2: at 3 months and control 3: at 6 months of supplementation with EPA (eicosapentaenoic acid) and DHA (docosahexaenoic acid)

indicating that such acids have antiarrhythmic effects.[8,9]

Other studies indicate that supplementation with fish oils might have beneficial effects on patients affected by rheumatoid arthritis and asthma, possibly because of the anti-inflammatory effects of *n*-3 PUFAs. A diet rich in *n*-3 PUFAs reduce the plasma concentration of VLDL-c.[15-17] Most of the research conducted on PUFAs has focused on EPA and DHA. These PUFAs are found in varying concentrations in fish products. The effects of EPA and DHA consumption in different pathologies and also in healthy individuals are well known, for example, in the secondary prevention after a heart attack with a reduction of 20% in mortality.

The important changes in patients with SCI after the lesion which decrease their life expectancy could be alleviated by supplementation with DHA + EPA.

Recent data suggest the beneficial effects of *n*-3 PUFAs on various cardiovascular disorders with more potent and beneficial effects attributed to DHA rather than to EPA.[18] Small supplement of *n*-3 fatty acids (120 mg/day of DHA and 73 mg/day of EPA) during 10 days change the LDL-c composition leading to less atherogenic LDL-c particles.[19] In our study, with a daily supplementation of 1.5 g DHA and 0.75 g EPA during 6 months, we did not observe changes in different blood variables analyzed despite a substantial increase in the concentration of these fatty acids in plasma.

In SCI patients different factors may modify the lipid profile with reduced serum HDL-c levels and increased cardiovascular risk, correlating with the severity and level of the neurological deficit.[20,21] In white and latin males immobilization from SCI appears to be associated with lower HDL-c[22] and different indicators of adiposity in SCI men (eg abdominal circumference) show an association with altered serum lipid profile (low HDL-c, higher triglycerides and higher total to HDL-c ratio).[23] Exercise resistance training[24] or early rehabilitation with interval training in SCI individuals[25] promote beneficial effects and healthier lipid profile in patients with chronic paraplegia.

In our study, SCI subjects show an important increase in DHA and EPA plasmatic levels while not affecting the lipid profile. Immobilization from SCI is, probably, a more important negative factor than the positive effect of the plasmatic increase in *n*-3 PUFAs. However, it is reasonable to assume that these type of fatty acids may have other beneficial effects in SCI patients. Future studies are needed with larger groups, including women, and with different doses and different periods of supplementation to assess the role of DHA and/or EPA in SCI and its potential beneficial health effects.

Acknowledgements

This work has been partially supported by a grant from the Ministry of Health and Social Security of Spain (FIS Project 98/1289) and the cooperation of Casa Santiveri SA (Barcelona, Spain).

References

1 Dallmeijer AJ, van der Winde LHV, Hollander AP, van As HHJ. Physical performance during rehabilitation in persons with spinal cord injuries. *Med Sci Sports Exerc* 1999; **31:** 1330–1335.
2 Hartkopp A, Bronnum-Hansen H, Seidenschnur A-M, Biering-Sorenson F. Survival and causes of death after traumatical spinal cord injury. A long term epidemiological survey from Denmark. *Spinal Cord* 1997; **35:** 76–85.
3 Midha M, Schmitt JK, Sclater M. Exercise effect with the wheelchair aerobic fitness trainer on conditioning and metabolic function in disabled persons: a pilot study. *Arch Phys Med Rehabil* 1999; **80:** 258–261.
4 Washburn RA, Figoni SF. High density lipoprotien cholesterol in individuals with spinal cord injury: the potential role of physcal activity. *Spinal Cord* 1999; **37:** 685–695.
5 Arrowwood JA, Mohant PK, Thames MD. Cardiovascular problems in the spinal cord injury patient. *Phys Med Rehabil State Art Rev* 1987; **1:** 443–456.
6 Yekutiel M, Brooks ME, Ohry A, Yarom J, Carel R. The prevalence of hypertension, ischemic heart disease and diabetes in traumatic spinal cord injuried patients and amputees. *Paraplegia* 1989; **27:** 58–62.
7 Whiteneck GG *et al*. Mortality, morbility and psychosocial outcomes of persons spinal cord injured more than 20 years ago. *Paraplegia* 1992; **30:** 617–630.
8 Albert CM *et al*. Blood levels of long-chain *n*-3 fatty acids and the risk of sudden death. *N Engl J Med* 2002; **346:** 1113–1118.
9 Schrepf R, Limmert T, Claus WP, Theisen K, Sellmayer A. Immediate effects of *n*-3 fatty acid infusion on the induction of sustained ventricular tachycardia. *Lancet* 2004; **363:** 1441–1442.
10 Segura R. Preparation of fatty acid methyl esters by direct transesterification of lipids with aluminium chloride-methanol. *J Chromatogr* 1988; **A 441:** 99–113.
11 Simopoulos AP. Essential fatty acids in health and chronic disease. *Am J Clin Nutr* 1999; **70:** 560S–569S.
12 Bang HO, Dyerberg J. Plasma lipids and lipoproteins in greenlandic westcoast eskimos. *Acta Med Scand* 1972; **192:** 85–94.
13 Dyerberg J, Bang HO, Hjorne N. Fatty acid composition of plasma lipid in Greenland eskimos. *Am J Clin Nutr* 1975; **28:** 958–966.
14 Bang HO, Dyerberg J, Hjorne N. The composition of food consumed by Greenland Eskimos. *Acta Med Scand* 1976; **200:** 69–73.
15 Oliván B, Tejerina A, Rodriguez-Coira MA, Rubio L, Cabrerizo L. Consumption of fish fats: effect on plasma lipids. *Rev Clin Esp* 1988; **183:** 452–454.
16 Harris WS, Windsor SL, Dujovne CA. Effects of four doses of *n*-3 fatty acids given to hiperlipidemic patients for six months. *J Am Coll Nutr* 1991; **10:** 220–227.
17 Bronsgeest-Schoute HC, van Gent CM, Luten JB, Ruiter A. The effect of various intakes of omega 3 fatty acids on the blood lipid composition in healthy human subjects. *Am J Clin Nutr* 1981; **34:** 1752–1757.
18 Hirafuji M, Machida T, Hamaue N, Minami M. Cardiovascular protective effects of *n*-3 polyunsaturated fatty

acids with special emphasis on docosahexaenoic acid. *J Pharmacol Sci* 2003; **92:** 308–316.
19 Sanchez-Muniz FJ, Bastida S, Viejo JM, Terpstra AH. Small supplements of *n*-3 fatty acids change serum low density lipoprotein composition by decreasing phospholid and apolipoprotein B concentrations in young adult women. *Eur J Nutr* 1999; **38:** 20–27.
20 Bauman WA, Adkins RH, Spungen AM, Kemp BJ, Waters RL. The effect of residual neurological deficit on serum lipoproteins in individuals with chronic spinal cord injury. *Spinal Cord* 1998; **36:** 13–17.
21 Schmid A *et al.* Lipoproteins and free plasma catecholamines in spinal cord injured men with different injury levels. *Clin Physiol* 2000; **20:** 304–310.
22 Bauman WA *et al.* Is immobilization associated with an abnormal lipoprotein profile? Observations from a diverse cohort. *Spinal Cord* 1999; **37:** 485–493.
23 Maki KC *et al.* Associations between serum lipids and indicators of adiposity in men with spinal cord injury. *Paraplegia* 1995; **33:** 102–109.
24 Nash MS, Jacobs PL, Mendez AJ, Goldberg RB. Circuit resistance training improves the atherogenic lipid profiles of persons with chronic paraplegia. *J Spinal Cord Med* 2001; **24:** 2–9.
25 de Groot PC, Hjeltnes N, Heijboer AC, Stal W, Birkeland K. Effect of training intensity on physical capacity, lipid profile and insulin sensitivity in early rehabilitation of spinal cord injured individuals. *Spinal Cord* 2003; **41:** 673–679.

Objetivos del ESTUDIO (4)

Los objetivos de este trabajo han sido investigar los efectos de una suplementación con ácidos grasos poliinsaturados del grupo omega-3 sobre el perfil lipídico de sujetos lesionados medulares.

Sabemos por trabajos previos que los sujetos con una lesión medular están sometidos a mayores esfuerzos que la población general y que el desplazarse en silla de ruedas es un trabajo extremadamente ineficiente (Dallmeijer, 1999).

La lesión medular comporta además otros factores de riesgo que pueden reducir la esperanza de vida en comparación con la población general (Hartkopp A, 1997).

Asimismo la lesión medular comporta un bajo nivel de actividad física, y es causa de atrofia muscular, aumento de la adiposidad y disminución de la capacidad cardiorrespiratoria (Schmitt et al, 1999). Estos factores contribuyen a que los sujetos con una lesión medular están sometidos a factores riesgos como la resistencia a la insulina, intolerancia a los carbohidratos, aumento del colesterol y de la concentración plasmática de triglicéridos, y unos valores bajos de colesterol-HDL (Washburn, 1999). La suma de todos estos factores supone un mayor riesgo de morbi-mortalidad debido a enfermedad cardiovascular, y se convierte en la principal causa de muerte entre los lesionados medulares (Arrowwood et al 1987, Yekutiel et al 1989), en especial en pacientes con más de 30 años de evolución de su lesión medular (46% de todas las muertes) y entre las personas mayores de 60 años de edad (35% del total de muertes) (Whiteneck, 1992).

Como hemos vistos, en anteriores capítulos, existen datos relevantes acerca de los efectos beneficiosos de los PUFAs en la enfermedad cardiovascular.

El objetivo de este estudio es investigar los posibles efectos beneficiosos de una suplementación a base de una mezcla de EPA y DHA en el perfil lipídico de un grupo de sujetos con una LM durante un periodo de 6 meses.

Material y métodos.

Sujetos

En este estudio participaron 19 hombres con una LM, 17 con una paraplejia y 2 con una tetraplejia. Todos ellos firmaron el consentimiento informado, y el estudio fue aprobado por el Comité ético del Hospital. La distribución de los sujetos, según la Clasificación de ASIA fue la siguiente 64% con una lesión tipo ASIA A, 21% ASIA B, 10% ASIA C y 5% ASIA D. El tiempo transcurrido desde la lesión en todos ellos, era superior a los 12 meses. El estilo de vida no se modificó a lo largo de la duración del estudio. Todos los sujetos se desplazaban habitualmente con silla de ruedas.

Resultados

Entre los resultados cabe destacar que se observó un aumento estadísticamente significativo en la concentración plasmática de EPA en respuesta a la suplementación, cuyos niveles aumentaron 7.86 veces entre el primer y segundo control, y hasta 10.01 veces entre el primero y el tercer control (6 meses) ($F= 30.556$, $p< 0.05$). Lo mismo ocurrió con la proporción de DHA, con incrementos del doble entre el primer control y el segundo y de un 125% entre el primero y el tercer control, correspondiente a los 6 meses de suplementación ($F= 106.6$ $p< 0.05$). Sin embargo las concentraciones plasmáticas de glucosa colesterol total, colesterol-HDL, colesterol-VLDL y triglicéridos no se modificaron.

Discusión

A principios de los años '70 diferentes trabajos demostraron los beneficios de la dieta que seguían las poblaciones de Groenlandia, frente a la población danesa, en lo que hacía relación al perfil de las lipoproteínas plasmáticas. El bajo índice de enfermedad cardiovascular entre los esquimales de Groenlandia se atribuyó a los efectos beneficioso de una dieta rica en ácidos grasos del grupo n-3, pertenecientes al amplio grupo de ácidos grasos poli-insaturados (PUFA).

La mayoría de investigaciones que se han llevado a cabo con ácidos grasos poli-insaturados del tipo n-3 se han centrado básicamente en el ácido eicosapentanoico (EPA) y en el ácido docahexanoico (DHA).

Los PUFAs del tipo n-3 (omega-3) se encuentran en varias concentraciones en el pescado, y se conocen los efectos beneficiosos de los mismos frente a distintos procesos, como la artritis reumatoide, el asma, etc.

Diversos autores han descrito los beneficios de una dieta rica en PUFAs del tipo omega-3 sobre el sistema cardiovascular y el sistema locomotor.

De aquí, la idea de analizar un posible efecto saludable en la vida de los lesionados medulares, con la introducción de una dieta rica en DHA+EPA, y estudiar los cambios inducidos por la misma en el perfil lipídico.

Datos recientes sugieren los efectos favorables de los ácidos grasos poliinsaturados del grupo n-3 en la enfermedad cardiovascular (Hirafuji, 2003). Pequeños suplementos de

PUFAs n-3 (120 mg·día^{-1} de DHA y 73 mg·día^{-1} de EPA) durante 10 días puede cambiar los valores en la concentración de colesterol-LDL (Sanchez.Muñiz 1999). Además está descrito que aumentando el consumo de omega-3 se puede reducir el número de muertes por ataque cardíaco, debido a su efecto antiarrítmico (Schrepf, R ,2004)

En nuestro trabajo con una simple suplementación en la dieta habitual de 1.5 g de DHA y 0.6 g de EPA durante 6 meses, no se modifican las diferentes variables del perfil lipídico en el plasma.

Se sabe que, en los lesionados medulares, existen diferentes factores que pueden modificar los niveles de colesterol-HDL y aumentar el riesgo cardiovascular, como por ejemplo el nivel neurológico de la lesión, y su gravedad. (Bauman 1998; Schmid 2000). La inmovilización parece también estar asociada a bajos niveles de colesterol-HDL y el aumento de la circunferencia abdominal en parapléjicos y tetrapléjicos, constituye también es un factor a tener en cuenta (Maki 1995).

En nuestro estudio a pesar del importante aumento en los valores de DHA y EPA en el plasma, después de la suplementación, no se modificaron los niveles del perfil lipídico. Es probable que la inmovilidad represente un factor más importante en los LM que los aumentos de los valores de ácidos grasos “beneficiosos”.

Es posible que una dieta suplementada con una mezcla de DHA-EPA pueda contribuir a mejorar factores que, junto con la actividad física puedan modificar los valores de perfil lipídico y de esta forma disminuir los factores de riesgo cardiovascular.

Necesitamos nuevos estudios para investigar el papel de la suplementación con DHA-EPA, que incluyan mujeres con una LM, diferentes dosis y quizás tiempos de suplementación más prolongados, de cara a averiguar los posibles efectos beneficiosos que se han observado en otras poblaciones de riesgo.

Variable	**Control 1**	**Control 2**	**Control 3**
EPA *(%)*	0,35±0,22	3,67±0,35	3,87±0,49
DHA *(%)*	2,51±0,28	5,54±0,35	5,64±0,54
Total-Cholesterol ($mmol \cdot l^{-1}$)	4,04±0,22	4,14±0,18	4,44±0,45
HDL-c ($mmol \cdot l^{-1}$)	1,06±0,06	1,11±0,07	1,04±0,10
LDL-c ($mmol \cdot l^{-1}$)	2,46±0,22	2,55±0,19	2,88±0,38
VLDL-c ($mmol \cdot l^{-1}$)	0,56±0,09	0,42±0,05	0,50±0,04
Atherogenic Index	0,27±0,02	0,28±0,02	0,24±0,02
Triglycerides ($mmol \cdot l^{-1}$)	1,26±0,34	0,96±0,10	1,15±0,05
Glucose ($mmol \cdot l^{-1}$)	4,49±0,44	4,30±0,34	4,21±0,56

Table 1. ***Values ±standard error of the different blood parameters studied.***

ESTUDIO (5)

Differences in Cardio Respiratory Response to Exercise in Paraplegics and Able Bodied Subjects: A New Formula to Estimate the Theoretical Oxygen Uptaken.

Joan Vidal, Josep Medina, Casimiro Javierre, Alberto Morales, J.R. Barbany, Andrea Suarez, Josep L. Ventura, and Ramón Segura _J Sport Rehabil._ 2006,**15**, 227-235

Resumen

Los objetivos de este estudio fueron comparar la respuesta al ejercicio en lesionados medulares con sujetos control de la población general y las diferencias en la adaptación, con el fin de encontrar, establecer y validar una nueva fórmula de cálculo indirecto del consumo de oxígeno (VO_2).

Se realizó un estudio prospectivo con 42 sujetos sanos voluntarios, 20 hombres parapléjicos por debajo del sexto segmento neurológico dorsal y 22 sujetos no parapléjicos.

Todos ellos fueron sometidos a una prueba de esfuerzo con ergómetro de brazos, iniciando las cargas con 10 W y aumentando progresivamente cada minuto 10 W hasta el máximo esfuerzo tolerado. De los resultados se desprende un aumento de VE, consumo de 02 y producción de VCO2 en relación con las cargas en ambos grupos, si bien los lesionados medulares presentaron valores inferiores para las mismas cargas en relación a los sujetos no lesionados medulares.

Para el grupo de lesionados medulares se definió una formula teórica entre la carga de trabajo y el consume de 02 ($r = 0.956$, $p<0.001$)., siendo la ecuación de cálculo teórico del consumo de 02 la siguiente: **[0.4869 + (0.0132 · watts realizados)].**

Como conclusión del trabajo, estas diferencias en la adaptación ventilatoria entre el grupo de LM y los sujetos de la población general, nos permiten utilizar diferentes fórmulas para el cálculo indirecto del consumo de oxígeno en relación a las cargas de trabajo.

ESTUDIO (5)

J Sport Rehabil. 2006,**15**, 227-235 © 2006 Human Kinetics, Inc.

Differences in Cardio Respiratory Response to Exercise in Paraplegics and Able Bodied Subjects: A New Formula to Estimate the Theoretical Oxygen Uptaken

Joan Vidal, Josep Medina, Casimiro Javierre,Alberto Morales, J.R. Barbany, Andrea Suarez,Josep L. Ventura, and Ramon Segura

***Purpose*:** To compare the response to physical exercise between subjects with spinal cord injury (SCI) and able-bodied (AB) subjects with the objective of developing a new formula for the indirect calculation of oxygen consumption (VO2). ***Subjects*:** 20 individuals with paraplegia below Th6 and 22 AB subjects have participated in the study. ***Measures*:** A graded work test was performed on an arm ergometer, starting with 10 w and increasing the power in 10 w each minute up to maximal effort. SCI group present a lower response to the different workloads with respect to the AB group. ***Results*:** In the SCI group, a statistical association was found between workload and VO2 ($r = 0.956$, $P < 0.001$). The proposed equation to calculate the theoretical VO2 was the following: $0.487 + (0.013 \cdot \text{watts performed})$. ***Conclusions*:** SCI males, respect to AB subjects, show differences in ventilatory response to exercises. We propose a new formula for the indirect calculation of VO2 in relation to workload. ***Key words*:** spinal cord injury, oxygen uptake, CO2 production, theoretical VO2.

The incidence rate of spinal cord injury (SCI) in the United States is approximately 11,000 new traumatic cases each year, the principal cause being motor vehicle accidents. The prevalence of SCI in the United States is now approaching 250,000 people and is increasing as a result of increasing survival rates,1 40% of the individuals being 45 years or older.2 Subjects affected with SCI have characteristic blood lipid profiles with low levels of high-density lipoprotein cholesterol (HDL-C), and a strong inverse correlation has been demonstrated between serum triglycerides and HDL-C (3). This lipid profile is normally associated with a sedentary lifestyle. The risk of death for cardiovascular disease is higher in individuals with SCI due, in part, to a low grade physical activity with metabolic and clinical negative effects; however, by improving medical post-traumatic management, life expectancy can be increased.4,5

Presently, physical wheelchair activity in people with SCI has clearly increased because of extended social aids. The benefits of physical exercise on health are well known, improving cardiorespiratory function and decreasing the risk of coronary illness, with a better quality of life and reduction in morbidity and mortality,[5,7] especially in properly scheduled training exercise programs.[8,9,10] Registered improvements of up to 30% in cardio-respiratory fitness and the correspondent increase in physical activity can be associated with obesity control and increase in HDL-C, therefore reducing the main cause of death in people with SCI.[11,12]

Previous studies have reported the different cardiovascular responses to physical activity in individuals with SCI with respect to able-bodied (AB) people.[13,14,15] AB individuals appear to have a higher oxygen uptake in comparison with paraplegic people with maximal oxygen uptake decreases as the level of SCI increases.[7,16,17,18,19] These differences may be due to having less active muscle and the lack of muscle pump activity in the lower limbs as well as the usual sympathetic pathway interruption, causing a lack of sympathetic vasoconstriction below the spinal cord lesion. Both factors may result in a disturbed redistribution of blood from the thoracic and abdominal to the legs, depending on the level of the spinal cord lesion.[20]

In this study, we compare exercise response in paraplegics and AB subjects, looking for differences in the adaptation process, with the objective of developing, establishing, and validating a new formula for the indirect calculation of oxygen consumption (VO_2) in each group.

Material and Methods

Subjects

Forty-two healthy, male volunteers participated in this study: 20 individuals with paraplegia below Th6 (SCI group) and 22 AB subjects (AB group). The average height of the SCI group was 179.1 ± 9.1 cm and weight 77.1 ± 15.1 kg. The degree of injury was ascertained using ASIA (American Spinal Injury Association) Impairment Scale:[21] A 45%, C 35%, and D 20%. The average height of the AB group was 176.3 ± 7.0 cm and weight 72.0 ± 11.2 kg (Table 1). All participants had been training for more than five hours a week during the previous year. All subjects in the SCI group had completed their hospital rehabilitation program, did not have any complication at that time, and had not experienced any in the three months previous to the study. All participants gave informed consent to perform the different exercise tests according to the protocol previously approved by the Ethics Committee.

Methods

The study was carried out in a laboratory setting. Room temperature during all tests ranged between 22°C and 24°C, and relative humidity between 55% and 65%.

A graded work test was performed by each subject on an arm crank-ergometer (model Angio, Lode, Gröningen, Netherlands), starting with 10 w and increasing the workload in 10 w each minute up to the maximal effort. Performance speed was 50-60 rev/minute. At the beginning and after each test, arm blood pressure was measured with a clinical sphygmomanometer and blood lactate concentration with a micromethod analysis system (model Diaglobal Vario Photometer, Berlin, Germany). Pulmonary gas exchange was measured by a "breath by breath" method with a gas analyzer (model Metasys TR-plus, Brainware, La Vallete, France) equipped with a pneumotacograph and a two-way mask (Hans Rudolph, Kansas, USA). Parameters recorded were pulmonary ventilation (VE, L·min-1 BTPS), tidal volume (VT, mL·min–1 BTPS), respiratory frequency (fr, min-1), oxygen uptake (VO2 ; mL·min-1 STPD), oxygen uptake related to body mass (VO2 , mL·kg·min-1 STPD), and expired CO2 (VCO2 , mL·min-1 STPD). Heart rate was monitored continuously by means of a Polar Accurex Plus (Polar Electro OY, Kempele, Finland).

Statistical Analysis

Differences between the two groups for the different variables were analyzed by ANOVA method. The relationship between different variables in the groups was analyzed by Pearson' test. The level of significance was set at $P < 0.05$. All values showed means (SD).

Results

As expected VE, VO2 uptake and VCO2 production increased with the workload in both groups, but the values obtained for each workload, were lower in the SCI group: VE, $F = 6.70$, $P < 0.02$; VO2 uptake, $F = 9.08$, $P < 0.001$; VCO2 production, $F = 15.36$; $P < 0.001$.

Table 1 Physical Characteristics of Spinal Cord Injury Group

Subject	A.S.I.A.	Age	Cause
1	C	24	T
2	A	22	T
3	D	29	S
4	A	37	T
5	A	31	W
6	C	34	T
7	C	35	S
8	C	34	T
9	A	32	T
100	A	28	T
110	C	22	F
120	A	20	T
130	C	27	F
140	A	28	T
150	D	18	T
160	C	24	F
170	D	33	T
180	A	24	T
190	A	29	T
200	D	24	T

Abbreviations: T= traffic, W= work, S= sportive, F= fortuitous. A.S.I.A. = American Spinal Injury Association Impairment Scale

The AB group showing a tendency to increase VO2 uptake and CO2 production from the 50% maximal load (about 60 w) with respect to the SCI group (Figure 1).O2 pulse increased significantly with the workload in both groups, but SCI group presented lower values in the different workloads with respect to AB group: $F = 6.770$, $P < 0.001$; Figure 2. Respiratory quotient (RQ) increased with the workload in both groups but with no significant statistical differences between the groups.Heart rate increased significantly with the workload in both groups: $F = 6.70$, $P < 0.02$. Blood pressure and lactate post effort did not show significant statistical differences between the two groups (Table 2).

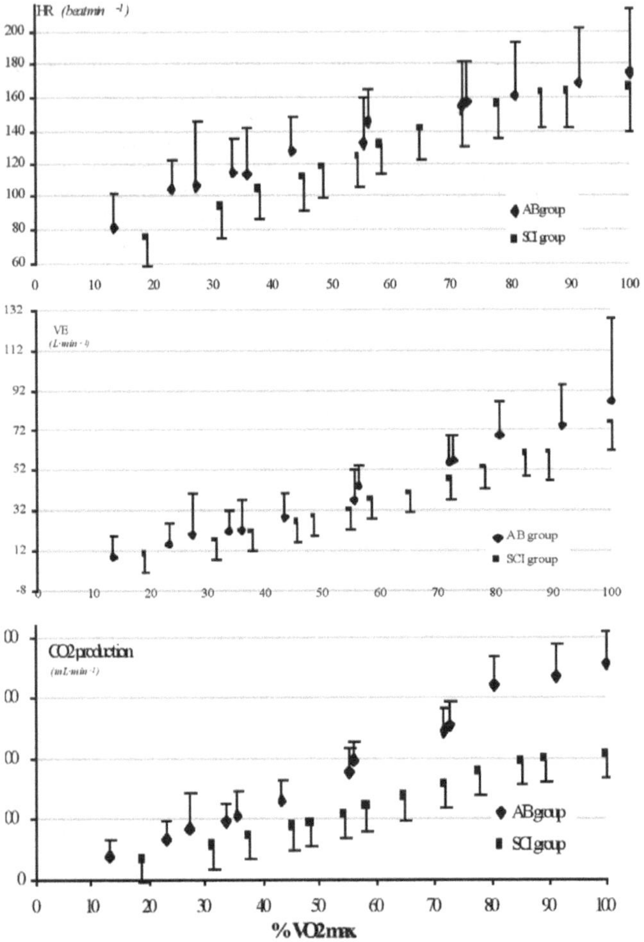

Figure 1—Differences during graded arm ergometry of spinal cord injury (SCI) group and able-bodied (AB) group in heart rate (HR), pulmonary ventilation (VE), and CO2 production with respect to the percentage of maximal oxygen uptake (%VO2 max).

In the SCI group, a significant statistical association was found between workload and respiratory frequency: $r = 0.491$, $P < 0.001$; VE, $r = 0.921$, $P < 0.001$; VO_2 per body mass, $r = 0.870$, $P < 0.001$; RQ, $r = 0.742$, $P < 0.001$; VCO_2, $r = 0.969$, $P < 0.001$; heart rate (HR), $r = 0.835$, $P < 0.001$; and VO_2, $r = 0.956$, $P < 0.001$. The proposed equation to calculate the theoretical VO_2 with respect to the workload is the following:

$$\text{Theoretical } VO_2 \text{ (SCI group)} = 0.487 + (0.013 \cdot \text{workload [w]})$$

$VO_{2theorical}$ values show a very good agreement with $VO_{2measured}$ values. The mean difference (theoretical VO_2 – measured VO_2) was 0.006 $L \cdot min^{-1}$ (confidence interval 95% = -0.019 to 0.030) and no difference with 0: $t = 0.451$ $P > 0.05$; Figure 3.

In the AB group, a significant statistical association was found between workload and respiratory frequency: $r = 0.629$, $P < 0.001$; VE, $r = 0.913$, $P < 0.001$; VO_2 per body mass, $r = 0.902$, $P < 0.001$; RQ, $r = 0.683$, $P < 0.001$; VCO_2, $r = 0.938$,

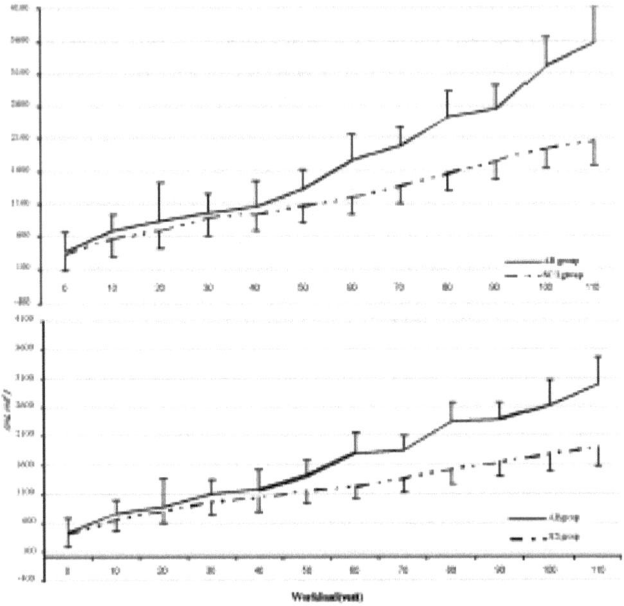

Figure 2—Oxygen uptake and CO2 production during graded arm ergometry in the spinal cord injury (SCI) group and able-bodied (AB) group.

Table 2 Results (Mean and SD) of Different Variables Without Significant Statistical Differences Between the Spinal Cord Injury (SCI) and Able-Bodied (AB) Groups With Standard Deviations Within Parenthesis

Variables	SCI group	AB group
SBP rest (mmHg)	117.3 (3.7)	123.0 (2.4)
DBP rest (mmHg)	74.2 (2.3)	82.2 (1.9)
SBP maximal (mmHg)	142.1 (6.9)	146.4 (4.2)
DBP maximal (mmHg)	77.4 (4.2)	81.4 (2.5)
Blood lactate recovery (mmol·L-1)	7.27 (0.69)	6.41 (0.54)
Maximal ventilatory parameters		
VE (L·L-1)	75.7 (3.4)	86.6 (9.0)
HR (beat·min-1)	165.8 (6.0)	174.7 (8.5)
CO2 production (mL·L-1)	2.064 (88)	3.552 (124)
Oxygen uptake (mL·L-1)	2.112 (85)	3280 (207)
RQ	1.02 (0.04)	1.08 (0.06)

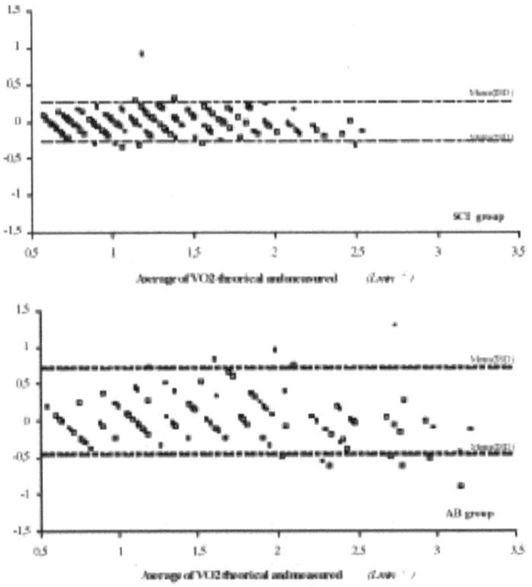

Figure 3—Differences in oxygen consumption (VO2 ; theoretical minus measured) with respect to the average of VO2 between theoretical and measured values in both groups.

$P < 0.001$; HR, $r = 0.835$, $P < 0.001$; and VO2 , $r = 0.946$, $P < 0.001$. The equation to calculate the theoretical VO2 was the following:

Theoretical VO2 (AB group) $= 0.409 + (0.023 \cdot \text{workload [w]})$

VO2theorical values show a very good agreement with to VO2measured values. The mean difference (theoretical VO2 – measured VO2) was 0.013 L·min-1 (confidence interval 95% = -0.048 to 0.074) and no difference with 0: $t = 0.427$ $P > 0.05$; Figure 3.

Discussion

The aim of this study was to analyze the differences in cardiorespiratory response to exercise between subjects with SCI and AB. Contrasting this with other studies, our sample groups can be considered homogeneous in terms of sex, age, weight, height, and the level of physical activity. In the present work, a higher number of subjects has been included in relation to most of the preceding ones. These studies had already shown lower VO2 max values in subjects with SCI compared with AB, but in our study the differences are higher than those previously reported.[7,14,22,23,24]

According to Wasserman,[25] when doing an exercise test on an arm cycloergometer by a healthy person without specific training of their upper body muscle mass, the maximum oxygen uptake during the test will be approximately 50 to 70% of that obtained using a leg ergometer. Maximum ventilation is similar on the leg ergometer and on a treadmill but is lower on an arm ergometer because the muscle mass used is smaller. Castro et al demonstrated that there are changes in muscle fibres after the spinal lesion[26] that can influence the response to exercise done with an arm ergometer.

During exercise in subjects with AB, there is a redistribution of blood because of elevated end-diastolic ventricular volume, stroke volume, and cardiac output. The exercising muscles are supplied with an elevated blood flow in order to satisfy the increased oxygen substrate demands and the removal of metabolic products.[16] In accordance with the Frank-Starling mechanism, stroke volume will not increase in persons with SCI during arm exercise in the way typically seen in persons with AB.[27]

Previous studies have explored the possibility of improving maximal exercise performance in individuals with SCI by supporting the redistribution of blood during arm exercise, using an anti-gravity suit, a stocking, and abdominal binder, performing the exercise in a supine position or by means functional electrical stimulation, but maximal performance has not improved under these conditions.[16,27,28] This may suggest that the limitation in peak oxygen uptake in individuals with SCI is located peripherally rather than centrally. Schmid et al[28] find differences between paraplegics with SCI below T5 , high-lesion paraplegics, and tetraplegics with respect to VO2 and heart rate. They propose that the different response results from the motor paralysis and the interruption in the sympathetic pathways in the spinal cord and the consequent impairment of the sympathetic nervous system.29

The reduced active body mass modifies the oxygen demand during exercise and the oxygen transport system adapts to this demand. Both variables, demand and transport, are therefore affected in individuals with SCI.16 The marked differences between the two groups with larger workloads (Figure 2) suggest that in the AB group other muscle groups contribute to the physical effort when performing on a crank-ergometer. The higher percentage of type I fibers30 and a metabolic shift toward relatively more fatty acid utilization31 in tetraplegic and paraplegic subjects, producing a higher metabolic efficiency, also justifies a lower VO2 uptake.

The reduced active body mass and its mitochondrial oxidative capacity modify the demand for oxygen during exercise and the transport of oxygen adjusts to that demand; therefore, both factors, i.e., demand and transport, will be affected in individuals with SCI.16 This is one of the differences in comparison with individuals with AB.

Previous studies suggest that there could be another limiting factor in the Type II muscle fibers: arm muscles have a greater proportion of type II fibers, a smaller capillary-to fiber ratio, and the intra-muscular pressure may exceed perfusion pressure during arm exercise.12,24 This may limit the blood supply and thus oxygen delivery in the remaining active arm muscles in individuals with SCI. Anyway, in our study, the lack of differences in plasma lactate does not justify ventilatory differences caused by a different level of anaerobic metabolism. These differences in the adaptation of ventilatory parameters to effort with better energy efficiency in the SCI group suggest the need for a specific formula to evaluate the theoretical VO2 .

In conclusion, in comparing a group of young males with paraplegia with another AB group with similar characteristics, different adaptations were seen when performing to moderate effort. These differences justify the use of different formula for SCI and AB subjects for the indirect calculation of VO2 in relation to the maximum workload.

References

1. Jackson AB, Dijkers M, Devivo MJ, Poczatec RB. A demographic profile of new traumatic spinal cord injuries: change and stability over 30 years. Arch Phys Med Rehabil. 2004;85:1740-1748.
2. Gerhart KA, Bergstrom E, Charlifue SW, Menter RR, Whiteneck GG. Long-term spinal cord injury: functional changes over time. Arch Phys Med Rehabil. 1993;74:1030-1034.
3. Bauman WA, Spungen AM, Zhong YG. Depressed serum high density lipoprotein (HDL) cholesterol levels in veterans with spinal cord injury. Paraplegia. 1992;30:697-630.

4. Davis, GM. Exercise capacity of individuals with paraplegia. Med Sci Sports Exerc. 1993;25:423-432.
5. McKay HA, Macdonald H, Reed KE, Khan KM. Exercise interventions for health: time to focus on dimensions, delivery, and dollars. Br J Sports Med. 2003;37:98-99.
6. Cardus D, Ribas-Cardus F, Mctaggart WG. Lipid profiles in spinal cord injury. Paraplegia. 1992;30:775-782.
7. Keyser R, Rodgers M, Gardner E, Rusell P. Oxygen uptake during peak graded exercise and single-stage fatigue tests of wheelchair propulsion in manual wheelchair users and the able-bodied. Arch Phys Med Rehabil. 1999;80:1288-1290.
8. Gass G, Camp E, Davis H, Eager D, Grout L. The effects of prolonged exercise on spinally injured subjects. Med Sci Sports Exerc. 1981;13:277-283.
9. Jackson RW. Sports for spinal paralyzed person. Paraplegia. 1987;25:301-304.
10. Jehl JL, Gandmontagne G, Eyssette M. Cardiac output during exercise in paraplegic subjects. Eur J Appl Physiol. 1991;62:256-260.
11. Pollock M, Wilmore J. Exercise in Health and Disease. Sydney: W.B. Saunders; 1990.
12. Sawka MN. Physiology of upper body exercise. Exerc Sport Sci. 1986;14:1175-1211.
13. Davis, GM. Exercise Capacity Following Spinal Cord Injury. Sidney: University of Sidney; 1991.
14. Hounker M, Schmid A, Sorichter S, Schmidt Trucksäb A, Mrosek P, Keul J. Cardiovascular differences between sedentary and wheelchair trained subjects with paraplegia. Med Sci Sports Exerc. 1998;30:609-613.
15. Vinet A, Le Gallais D, Bouges S, Bernard PL, Poulain M, Varray A, Micallef JP. Prediction of VO2 peak in wheelchair-dependent athletes from the adapted Leger and Boucher test. Spinal Cord. 2002;40:507-512.
16. Burkett LN, Chisum J, Stone W, Fernhall B. Exercise capacity of untrained spinal cord injured individuals and the relationship of peak oxygen uptake to level of injury. Paraplegia. 1990;28:512-521.
17. Paffenbarger RS, Hyde PH, Wing AL, Kamper JB. The association of changes in physical activity level and other life style characteristics with mortality among men. Eng J Med. 1999;328:538-545.
18. Van Loan MD, McCluer S, Loftin JM, Bolieau RA. Comparison of physiological responses to maximal arm exercise among able bodied, paraplegics and quadriplegics. Paraplegia. 1987;25:397-405.
19. Vidal J, Javierre C, Lizarraga A, Segura JR, Barbany R, Perez A. Physiological adaptations to exercise in people with spinal cord injury. J Physiol Biochem. 2003;59:11-18.
20. Hopman MT, Dueck C, Monroe M, Philips WT, Skinner JS. Blood redistribution and circulatory responses to submaximal arm exercise in persons with spinal cord injury. Scand J Rehabil Med. 1998;30:167-174.
21. Ditunno JF, Young W, Donovan WH, Greasy G. The international standards booklet for neurological and functional classification of spinal cord injury. Paraplegia. 1994;32:70-80.

22. Hjelnes N, Henriksson-Walberg H. Improved work capacity but unchanged peak oxygen uptake during primary rehabilitation in tetraplegic patients. Spinal Cord. 1998;36:691-698.
23. Jacobs PL, Nash MS, Rusinowsky JW. Circuit training provides cardiorespiratory and strength benefits in persons with paraplegia. Med Sci Sports Exerc. 2000;33:711-717.
24. Secher NH, Ruberg-Larsen N, Binhorst RA, Bonde-Petersen F. Maximal oxygen uptake during arm cranking and combined arm plus leg exercise. J Appl Physiol. 1974;36:515-518.
25. Wasserman K, ed. Principles of Exercise Testing & Interpretation. London: Lippincott Williams & Wilkins; 2000: 137:153-155.
26. Castro M, Apple D, Staron R, Campos G, Dudley G. Influence of complete spinal cord injury on skeletal muscle within 6 month of injury. J Appl Physiol. 1999;86:350-356.
27. Hopman MT. Circulatory responses during arm exercises in individuals with paraplegia. Int J Sports Med. 1994;15:126-131.
28. Hopman MT, Dueck C, Monroe M, Philips WT, Skinner JS. Limits to maximal performance in individuals with spinal cord Injury. J Sports Med. 1998;19:98-103.
29. Schmid A, Huonker M, Barturen JM, Stahl F, Schmidt-Trucksäss A, König D, et al. Catecholamines, heart rate, and oxygen uptake during exercise in persons with spinal cord injury. J Appl Physiol. 1998;85:635-641.
30. Schantz P, Sjoberg B, Widebeck AM, Ekblom B. Skeletal muscle of trained and untrained paraplegics and tetraplegics. Acta Physiol Scand. 1997;161:31-39.
31. Flandrois R, Grandmontagne M, Gerin H, Mayet MH, Jehl JL, Eyssette M. Aerobic performance capacity in paraplegic subjects. Eur J Appl Physiol Occup Physiol. 1986;55:604-9.

OBJETIVOS ESTUDIO (5).

Los objetivos de este estudio fueron los de estudiar las diferencias en la función cardiorrespiratoria en respuesta al ejercicio entre los lesionados medulares y los sujetos sin lesión medular. Para ello se reclutó una población homogénea y apareada en términos de sexo, edad, peso, talla, nivel neurológico y nivel de actividad física. Un dato a destacar es el número de sujetos muy superior al de otros estudios previos.

RESULTADOS

En ambos grupos, el de parapléjicos y el de individuos sin lesión medular, se alcanzaron las máximas cargas de trabajo posibles.

Los individuos sin lesión medular mostraron una tendencia al incremento en los valores de consumo de V02 y producción de CO2, con un aumento del 50% aproximadamente, a partir de una carga de 60 W, respecto al grupo de lesionados medulares.

Cuando se realiza una prueba de esfuerzo con ciclo ergómetro en sujetos sanos no entrenados, el consumo de oxígeno durante la realización de la prueba es aproximadamente un 50 a un 70% del conseguido utilizando un ergómetro de piernas, siendo esto debido a la menor masa muscular de los miembros superiores en comparación con la de las extremidades inferiores.

Diferentes estudios han demostrado que tras una lesión medular se producen cambios en las fibras musculares en las extremidades superiores, que pueden influir en la respuesta al ejercicio que se consigue con ciclo ergómetro de brazos.

Durante el ejercicio en sujetos sanos no parapléjicos se produce una redistribución de la circulación sanguínea, lo que permite un elevado volumen ventricular diastólico y, en consecuencia, un elevado volumen sistólico y un mayor gasto cardíaco.

Las demandas que comporta el ejercicio muscular se satisfacen con un flujo sanguíneo elevado y que permite asegurar el adecuado suministro de oxígeno y el intercambio de los distintos productos metabólicos.

En nuestro trabajo, las diferencias en la adaptación de los parámetros ventilatorios al esfuerzo, con mayor eficiencia energética en el grupo de lesionados medulares, sugiere la necesidad de disponer de una fórmula teórica que evalúe el consumo previsto de 02.

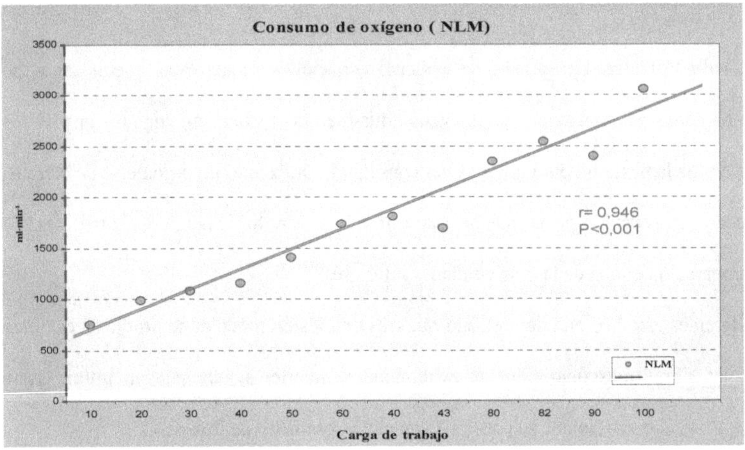

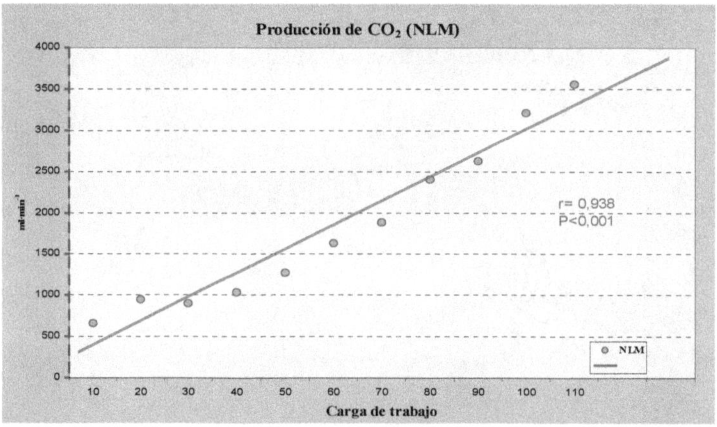

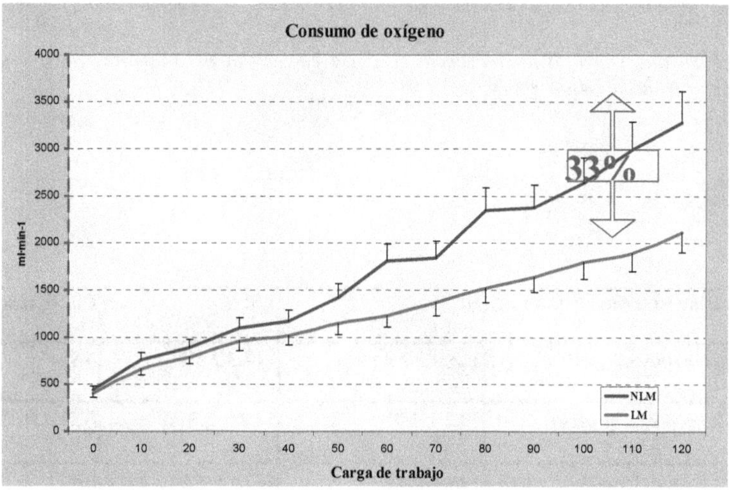

Gráfico que compara el consumo de 02 en lesionados medulares LM y sujetos no lesionados (NLM).

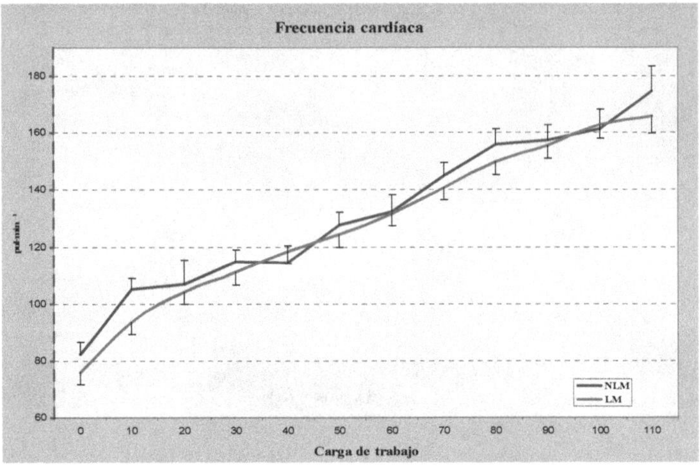

Gráfico que compara la frecuencia cardíaca en lesionados medulares (LM) y en sujetos no lesionadso medulares (NLM)

Presión arterial	NLM	LM	**Diferencias**
Max. reposo.(mmHg)	**123.0 ± 2.4**	**117.3 ± 3.7**	***NS***
Min. reposo.(mmHg)	**82.2 ± 1.9**	**74.2 ± 2.3**	***NS***
Max. final (mmHg)	**146.4 ± 4.2**	**142.1 ± 6.9**	***NS***
Min. final (mmHg)	**81.4 ± 2.57**	**77.4 ± 4.2**	***NS***
Lactato, final (mmol·l-1)	**6.41 ± 0.52**	**7.26 ± 0.68**	***NS***

CONCLUSIONES

Como conclusión, destaca que comparando un grupo de hombres jóvenes con una LM, frente a uno de sujetos no lesionados medulares, de características similares, se pueden apreciar diferentes adaptaciones en relación a un esfuerzo moderado. Estas diferencias justifican el uso de diferentes fórmulas que permitan el cálculo indirecto del consumo de oxígeno en relación a las cargas máximas.

1.- En el grupo de lesionados medulares, con buen nivel de actividad física, se observan valores de consumo de O2 y de producción de CO2 más bajos que los que muestran un grupo de similares características, sin lesión medular, para las mismas cargas de trabajo.

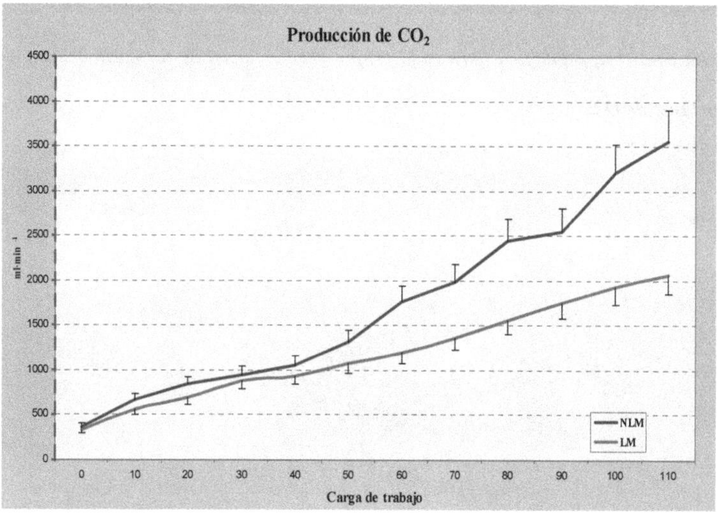

2.- Se proponen dos fórmulas diferenciadas para el cálculo indirecto del consumo de oxígeno en relación a la carga de trabajo realizada en un ergómetro de brazos, una para los no lesionados y otra para las personas con lesión medular.

Grupo de no lesionados
VO_2 teórico = 0,409 + [0,0229 ·

Grupo de lesionados medulares
VO_2 teórico = 0,4869 + [0,0132 · carga*(w)*]

Fórmula empírica, específica para cada grupo, para estimar, de forma indirecta, el consumo de O2.

CONCLUSIONES FINALES TESIS

La capacidad física puede describirse como la capacidad del sistema cardiovascular, grupos musculares y sistema respiratorio para asegurar un determinado nivel de actividad física. En las personas afectas de una lesión medular, esta capacidad se encuentra reducida debido a la pérdida directa del control motor y de la regulación simpática por debajo del nivel lesional. No olvidemos, además, que la mayoría de los lesionados medulares son usuarios de silla de ruedas y por tanto dependientes del trabajo de extremidades superiores para desplazarse y realizar las actividades de vida diaria.

Un estilo de vida inactivo puede ser causa de una reducción de la capacidad física. Asimismo, un bajo nivel de capacidad física está asociado con una disminución de la capacidad funcional. Así, un bajo nivel de capacidad física está asociado con un mayor riesgo de complicaciones médicas, en especial del sistema cardiovascular y puede determinar una reducción en la calidad de vida del sujeto.

Los clínicos e investigadores en el campo de la neurorrehabilitación necesitan encontrar y poder comparar valores para los diferentes componentes de la actividad física (consumo de oxígeno, fuerza muscular de miembros superiores y función respiratoria), de cara a determinar cuales son los focos de atención de la rehabilitación. Es necesario poder monitorizar los cambios de la actividad física para conocer la eficacia y efectividad de los programas de rehabilitación a los que son sometidos las personas que han sufrido una lesión medular. De esta manera, debemos conseguir poder diseñar programas de ejercicio que estén dirigidos a conseguir mejoras de los parámetros de salud.

El objetivo de estos trabajos , aquí mencionados, es la de integrar los diferentes componentes de la actividad física del sujeto que ha sufrido una lesión medular, su adaptación fisiológica al ejercicio, el análisis de que factores pueden influir en la calidad de vida de este colectivo, el análisis de los valores cardiorrespiratorios en respuesta al ejercicio comparados con sujetos normales y cuales son las posibles actuaciones que podemos realizar de cara a reducir los factores de riesgo cardiovascular, más habituales en los lesionados medulares que en la población general, y en definitiva, intentar incidir en parámetros de calidad de vida.

1. En los lesionados medulares sometidos a pruebas de esfuerzos las cifras de presión arterial en brazos, la concentración de lactato en sangre y los parámetros ventilatorios muestran una evolución estadísticamente dependiente de la carga a la que se somete el sujeto.
2. La frecuencia cardiaca muestra una correlación estadísticamente significativa con respecto a los parámetros ventilatorios en relación a la carga.
3. La respuesta proporcional de los parámetros cardioventilatorios en relación al aumento de la carga permite evaluar la repercusión de un ejercicio, evitando una intensidad excesiva que produzca cambios cardiocirculatorios que podrían traer consigo un riesgo añadido.

4. La frecuencia cardiaca presenta una excelente correlación, en el grupo estudiado, con el consumo de oxígeno y puede ser utilizada como un parámetro para cuantificar la repercusión cardiorrespiratoria y metabólica de la carga a la que es sometido el sujeto. Además, permite adaptar el nivel de actividad física a cada sujeto, mejorando los resultados obtenidos por la práctica de ejercicio físico en estos pacientes.
5. Asimismo, sabemos que un incremento en la actividad metabólica del músculo esquelético durante el ejercicio da lugar a cambios en los valores de la temperatura corporal. En nuestro estudio la temperatura aumenta de forma significativa con cargas de 60 W, a nivel de los brazos, que es donde tiene lugar el aumento en la actividad metabólica en los lesionados medulares.
6. A nivel de los parámetros ventilatorios destacaremos:
    a. La respuesta proporcional al aumento de la carga de los parámetros cardioventilatorios nos permite valorar la repercusión de un determinado ejercicio
    b. Esto permitiría fraccionar el entrenamiento, optimizar los resultado obtenidos de la práctica deportiva

7. Como conclusión de los cambios metabólicos observados destacaremos:
    - La concentración de lactato en el plasma aumenta en relación a la carga de trabajo, aunque con valores menores a los esperados en función de la carga impuesta.

- La concentración de ácido úrico en el plasma no muestra cambios significativos entre las distintas cargas de trabajo, probablemente, debido a la menor masa muscular activa en estos sujetos
- La concentración de glucosa en el plasma disminuye progresivamente a medida que se prolonga el ejercicio. Esta explicación habría que buscarla al tratarse bien de un grupo poco entrenado o bien, al poco grado de activación metabólica inducido por un esfuerzo de poca magnitud.

Los resultados obtenidos en este estudio refuerzan un hecho ya aceptado y es el de que, en sujetos lesionados medulares no deportistas, la actividad física que realizan pueda ser buena, y de hecho lo es, para todo el reajuste psico-social y para una mejor agilidad, pero no parece que mejore realmente el estado de salud general de los sujetos evaluados.

Las mejoras reales debidas al entrenamiento, en personas LM no deportistas, son cuestionables, ya que los cambios a nivel sistémico no son tan espectaculares como cabría esperar dado el esfuerzo realizado. Parece que se producen más cambios a nivel periférico que a nivel general.

Del segundo estudio se desprenden las siguientes conclusiones:

1. Los niveles de colesterol plasmático muestran una correlación estadísticamente significativa con la edad del paciente ($p<0.001$) y con el tiempo de evolución después de sufrir la lesión medular ($p<0.05$).
2. Las diferencias se observaron entre los valores obtenidos según los distintos niveles lesionales ($F=22.14$; $p<0.001$). La concentración de colesterol-LDL muestra diferencias significativas entre los cuatro grupos de edad ($F=3,51$, $p<0.05$).
3. La concentración de triglicéridos en el plasma aumenta con la edad, pero muestra diferencias en relación con el distinto nivel lesional.
4. La concentración de glucosa en sangre aumenta con la edad ($p<0.001$) y también con el tiempo transcurrido desde la instauración de la lesión. ($p<0.05$).
5. Existe una relación directa entre los diferentes parámetros bioquímicos (colesterol-total, colesterol-LDL y glucosa) y la edad de los pacientes, pero no con la gravedad o el tiempo de evolución de la lesión medular.

Del tercer trabajo se desprende las siguientes conclusiones:

1. Los datos presentados en este trabajo muestran que un aumento en el aporte de DHA y de EPA con la dieta habitual, contribuye a un aumento de la capacidad funcional del sujeto con una LM.
2. Probablemente estas mejoras a nivel de la fuerza hay que buscarlas más a nivel neuromuscular y no tanto a nivel metabólico, ya que los cambios en el laboratorio no han sido tan relevantes. En este sentido, el efecto beneficioso de

este tipo de ácidos grasos podría ser debido a mejoras a nivel de la motoneurona, mejoras a nivel de la placa motora, mejoras intracelulares a nivel de la liberación de Ca++.

En el cuarto trabajo se aprecia que la suplementación con DHA-EPA durante 6 meses no modifica los niveles plasmáticos de glucosa y de lípidos en sujetos con una lesión medular. En ausencia de efectos sobre el perfil lipídico, los ácidos grasos del grupo n-3 pueden inducir efectos beneficiosos a nivel de otros factores que inciden sobre el estado del sistema cardiovascular.

Finalmente en el quinto y último estudio se concluye que:

1.-Los hombres con una lesión medular, en relación a la población general, muestran diferencias en la respuesta ventilatoria al ejercicio, mostrando valores de consumo de O2 y de producción de CO2 más bajos que los que presentan un grupo de similares características, sin lesión medular, para las mismas cargas de trabajo.

2.-En este trabajo se propone una nueva fórmula de cálculo indirecto del consumo de 02 en relación a las cargas de trabajo.

BIBLIOGRAFIA

Summary of the second report of the National Cholesterol Education Program (NCEP) Expert Panel on Detection, Evaluation, and Treatment of High Blood Cholesterol in Adults (Adult Treatment Panel II). Jama 1993; 269: 3015-23.

Mechanisms of thrombosis in spinal cord injury. Hematol Oncol Clin North Am 2000; 14: 401-416.

Spinal cord injury: facts and figures at a glance. J Spinal Cord Med 2004; 27: 2 p following 200.

Abbott RD, Rodriguez BL, Burchfiel CM, Curb JD. Physical activity in older middle-aged men and reduced risk of stroke: the Honolulu Heart Program. Am J Epidemiol 1994; 139: 881-93.

Abhyankar B. Further reduction in mortality following myocardial infarction. Hosp Med 2002; 63: 610-4.

Acar N, Chardigny JM, Bonhomme B, Almanza S, Doly M, Sebedio JL. Long-term intake of trans (n-3) polyunsaturated fatty acids reduces the b-wave amplitude of electroretinograms in rats. J Nutr 2002; 132: 3151-4.

Ackery A, Tator C, Krassioukov A. A global perspective on spinal cord injury epidemiology. J Neurotrauma 2004; 21: 1355-70.

Agarwal S, Kobetic R, Nandurkar S, Marsolais EB. Functional electrical stimulation for walking in paraplegia: 17-year follow-up of 2 cases. J Spinal Cord Med 2003; 26: 86-91.

Aksnes AK, Hjeltnes N, Wahlstrom EO, Katz A, Zierath JR, Wallberg-Henriksson H. Intact glucose transport in morphologically altered denervated skeletal muscle from quadriplegic patients. Am J Physiol 1996; 271: E593-600.

al-Amood WS, Lewis DM, Schmalbruch H. Effects of chronic electrical stimulation on contractile properties of long-term denervated rat skeletal muscle. J Physiol 1991; 441: 243-56.

Albert MA, Ridker PM. The role of C-reactive protein in cardiovascular disease risk. Curr Cardiol Rep 1999; 1: 99-104.

Anderson DK, Hall ED. Pathophysiology of spinal cord trauma. Ann Emerg Med 1993; 22: 987-92.

Anderssen SA, Hjermann I, Urdal P, Torjesen PA, Holme I. Improved carbohydrate metabolism after physical training and dietary intervention in individuals with the "atherothrombogenic syndrome'. Oslo Diet and Exercise Study (ODES). A randomized trial. J Intern Med 1996; 240: 203-9.

Anson CA, Shepherd C. Incidence of secondary complications in spinal cord injury. Int J Rehabil Res 1996; 19: 55-66.

Ashley EA, Laskin JJ, Olenik LM, Burnham R, Steadward RD, Cumming DC, et al. Evidence of autonomic dysreflexia during functional electrical stimulation in individuals with spinal cord injuries. Paraplegia 1993; 31: 593-605.

Awad AB. Effect of dietary fats on membrane lipids and functions. J Environ Pathol Toxicol Oncol 1986; 6: 1-14.

Awad AB, Chattopadhyay JP. Effect of dietary saturated fatty acids on hormone-sensitive lipolysis in rat adipocytes. J Nutr 1986a; 116: 1088-94.

Awad AB, Chattopadhyay JP. Effect of dietary saturated fatty acids on intracellular free fatty acids and kinetic properties of hormone-sensitive lipase of rat adipocytes. J Nutr 1986b; 116: 1095-100.

Awad AB, Zepp EA. Alteration of rat adipose tissue lipolytic response to norepinephrine by dietary fatty acid manipulation. Biochem Biophys Res Commun 1979; 86: 138-44.

Axelsen M, Eliasson B, Joheim E, Lenner RA, Taskinen MR, Smith U. Lipid intolerance in smokers. J Intern Med 1995; 237: 449-55.

Azra B. [Dislipidemie and its causal-intervental connection with omega-3 fatty acids]. Med Arh 2005; 59: 217-20.

Bang HO, Dyerberg J. Plasma lipids and lipoproteins in Greenlandic west coast Eskimos. Acta Med Scand 1972; 192: 85-94.

Bang HO, Dyerberg J, Hjoorne N. The composition of food consumed by Greenland Eskimos. Acta Med Scand 1976; 200: 69-73.

Banning M. The role of omega-3-fatty acids in the prevention of cardiac events. Br J Nurs 2005; 14: 503-8.

Barstow TJ, Scremin AM, Mutton DL, Kunkel CF, Cagle TG, Whipp BJ. Peak and kinetic cardiorespiratory responses during arm and leg exercise in patients with spinal cord injury. Spinal Cord 2000; 38: 340-5.

Bauman WA, Adkins RH, Spungen AM, Herbert R, Schechter C, Smith D, et al. Is immobilization associated with an abnormal lipoprotein profile? Observations from a diverse cohort. Spinal Cord 1999a; 37: 485-93.

Bauman WA, Adkins RH, Spungen AM, Kemp BJ, Waters RL. The effect of residual neurological deficit on serum lipoproteins in individuals with chronic spinal cord injury. Spinal Cord 1998; 36: 13-7.

Bauman WA, Adkins RH, Spungen AM, Waters RL. The effect of residual neurological deficit on oral glucose tolerance in persons with chronic spinal cord injury. Spinal Cord 1999b; 37: 765-71.

Bauman WA, Kahn NN, Grimm DR, Spungen AM. Risk factors for atherogenesis and cardiovascular autonomic function in persons with spinal cord injury. Spinal Cord 1999c; 37: 601-16.

Bauman WA, Spungen AM. Disorders of carbohydrate and lipid metabolism in veterans with paraplegia or quadriplegia: a model of premature aging. Metabolism 1994; 43: 749-56.

Bauman WA, Spungen AM. Metabolic changes in persons after spinal cord injury. Phys Med Rehabil Clin N Am 2000; 11: 109-40.

Bauman WA, Spungen AM. Carbohydrate and lipid metabolism in chronic spinal cord injury. J Spinal Cord Med 2001; 24: 266-77.

Bauman WA, Spungen AM, Adkins RH, Kemp BJ. Metabolic and endocrine changes in persons aging with spinal cord injury. Assist Technol 1999d; 11: 88-96.

Bauman WA, Spungen AM, Zhong YG, Rothstein JL, Petry C, Gordon SK. Depressed serum high density lipoprotein cholesterol levels in veterans with spinal cord injury. Paraplegia 1992; 30: 697-703.

Beck LA. Morbid obesity and spinal cord injury: a case study. SCI Nurs 1998; 15: 3-5.

Beck LA, Lovlien CA, Twedell DM. Care of morbidly obese people with spinal cord injury. J Trauma Nurs 1996; 3: 98-107; quiz 108-9.

Berbert AA, Kondo CR, Almendra CL, Matsuo T, Dichi I. Supplementation of fish oil and olive oil in patients with rheumatoid arthritis. Nutrition 2005; 21: 131-6.

Berlin JA, Colditz GA. A meta-analysis of physical activity in the prevention of coronary heart disease. Am J Epidemiol 1990; 132: 612-28.

Blackmer J. Orthostatic hypotension in spinal cord injured patients. J Spinal Cord Med 1997; 20: 212-7.

Blackmer J, Marshall S. Obesity and spinal cord injury: an observational study. Spinal Cord 1997; 35: 245-7.

Bourn DM, Mann JI, McSkimming BJ, Waldron MA, Wishart JD. Impaired glucose tolerance and NIDDM: does a lifestyle intervention program have an effect? Diabetes Care 1994; 17: 1311-9.

Brown BB, Billman RR. At risk for suicide. Am J Nurs 1988; 88: 1358-61.

Buchholz AC, Bugaresti JM. A review of body mass index and waist circumference as markers of obesity and coronary heart disease risk in persons with chronic spinal cord injury. Spinal Cord 2005.

Burchfiel CM, Sharp DS, Curb JD, Rodriguez BL, Hwang LJ, Marcus EB, et al. Physical activity and incidence of diabetes: the Honolulu Heart Program. Am J Epidemiol 1995; 141: 360-8.

Calder PC. Dietary modification of inflammation with lipids. Proc Nutr Soc 2002; 61: 345-58.

Cardus D, Ribas-Cardus F, McTaggart WG. Coronary risk in spinal cord injury: assessment following a multivariate approach. Arch Phys Med Rehabil 1992; 73: 930-3.

Carley AN, Severson DL. Fatty acid metabolism is enhanced in type 2 diabetic hearts. Biochim Biophys Acta 2005; 1734: 112-26.

Castelli WP. Epidemiology of coronary heart disease: the Framingham study. Am J Med 1984; 76: 4-12.

Castelli WP. The triglyceride issue: a view from Framingham. Am Heart J 1986; 112: 432-7.

Castelli WP, Anderson K. A population at risk. Prevalence of high cholesterol levels in hypertensive patients in the Framingham Study. Am J Med 1986; 80: 23-32.

Castelli WP, Garrison RJ, Wilson PW, Abbott RD, Kalousdian S, Kannel WB. Incidence of coronary heart disease and lipoprotein cholesterol levels. The Framingham Study. Jama 1986; 256: 2835-8.

Catz A, Itzkovich M, Agranov E, Ring H, Tamir A. SCIM--spinal cord independence measure: a new disability scale for patients with spinal cord lesions. Spinal Cord 1997; 35: 850-6.

Connor WE, Neuringer M, Barstad L, Lin DS. Dietary deprivation of linolenic acid in rhesus monkeys: effects on plasma and tissue fatty acid composition and on visual function. Trans Assoc Am Physicians 1984; 97: 1-9.

Consortium fSCM. Clinical Practice Guidelines: Depression Following Spinal Cord Injury. Washington, D.C.: Paralyzed Veterans of America, 1998.

Consortium MfSC. Clinical Practice Guidelines: Acute management of autonomic dysrreflexia. Paralyzed Veterans of America. Washington, D.C., 1997.

Consortium MS. Clinical Practice Gudelines: Prevention of Thromboembolism in Spinal Cord Injury. Washington, D.C.: Paralyzed Veterans of America, 1999.

Cooney MM, Walker JB. Hydraulic resistance exercise benefits cardiovascular fitness of spinal cord injured. Med Sci Sports Exerc 1986; 18: 522-5.

Costill DL. Carbohydrate for athletic training and performance. Bol Asoc Med P R 1991; 83: 350-3.

Coutts KD, Rhodes EC, McKenzie DC. Maximal exercise responses of tetraplegics and paraplegics. J Appl Physiol 1983; 55: 479-82.

Cowell JW. Guidelines for fitness-to-work examinations. Cmaj 1986; 135: 985-8.

Cowell LL, Squires WG, Raven PB. Benefits of aerobic exercise for the paraplegic: a brief review. Med Sci Sports Exerc 1986; 18: 501-8.

Criqui MH, Wallace RB, Heiss G, Mishkel M, Schonfeld G, Jones GT. Cigarette smoking and plasma high-density lipoprotein cholesterol. The Lipid Research Clinics Program Prevalence Study. Circulation 1980; 62: IV70-6.

Christiansen EN, Flatmark T, Kryvi H. Effects of marine oil diet on peroxisomes and mitochondria of rat liver. A combined biochemical and morphometric study. Eur J Cell Biol 1981; 26: 11-20.

Dallmeijer AJ, van der Woude LH, Hollander AP, van As HH. Physical performance during rehabilitation in persons with spinal cord injuries. Med Sci Sports Exerc 1999; 31: 1330-5.

Davies CT, Few J, Foster KG, Sargeant AJ. Plasma catecholamine concentration during dynamic exercise involving different muscle groups. Eur J Appl Physiol Occup Physiol 1974a; 32: 195-206.

Davies CT, Few J, Foster KG, Sargeant AJ. Proceedings: Plasma catecholamine concentration during exercise involving different muscle groups. J Physiol 1974b; 236: 21P-22P.

Davis GM. Exercise capacity of individuals with paraplegia. Med Sci Sports Exerc 1993; 25: 423-32.

Davis GM, Kofsky PR, Kelsey JC, Shephard RJ. Cardiorespiratory fitness and muscular strength of wheelchair users. Can Med Assoc J 1981a; 125: 1317-23.

Davis GM, Shephard RJ, Jackson RW. Cardio-respiratory fitness and muscular strength in the lower-limb disabled. Can J Appl Sport Sci 1981b; 6: 159-65.

Davis GM, Shephard RJ, Leenen FH. Cardiac effects of short term arm crank training in paraplegics: echocardiographic evidence. Eur J Appl Physiol Occup Physiol 1987; 56: 90-6.

Dearwater SR, LaPorte RE, Cauley JA, Brenes G. Assessment of physical activity in inactive populations. Med Sci Sports Exerc 1985; 17: 651-5.

Dearwater SR, LaPorte RE, Robertson RJ, Brenes G, Adams LL, Becker D. Activity in the spinal cord-injured patient: an epidemiologic analysis of metabolic parameters. Med Sci Sports Exerc 1986; 18: 541-4.

Demoz A, Asiedu DK, Lie O, Berge RK. Modulation of plasma and hepatic oxidative status and changes in plasma lipid profile by n-3 (EPA and DHA), n-6 (corn oil) and a 3-thia fatty acid in rats. Biochim Biophys Acta 1994; 1199: 238-44.

Despres JP, Lamarche B, Mauriege P, Cantin B, Dagenais GR, Moorjani S, et al. Hyperinsulinemia as an independent risk factor for ischemic heart disease. N Engl J Med 1996; 334: 952-7.

DeVivo MJ, Black KJ, Richards JS, Stover SL. Suicide following spinal cord injury. Paraplegia 1991; 29: 620-7.

DeVivo MJ, Black KJ, Stover SL. Causes of death during the first 12 years after spinal cord injury. Arch Phys Med Rehabil 1993; 74: 248-54.

Dishman RK. Supervised and free-living physical activity: no differences in former athletes and nonathletes. Am J Prev Med 1988; 4: 153-60.

Ditunno JF, Jr. The John Stanley Coulter Lecture. Predicting recovery after spinal cord injury: a rehabilitation imperative. Arch Phys Med Rehabil 1999; 80: 361-4.

Ditunno JF, Jr., Ditunno PL, Graziani V, Scivoletto G, Bernardi M, Castellano V, et al. Walking index for spinal cord injury (WISCI): an international multicenter validity and reliability study. Spinal Cord 2000; 38: 234-43.

Dollfus P, Frankel HL. Cardiovascular Reflexes In Tracheostomised Tetraplegics. Paraplegia 1965; 59: 227-35.

Donovan WH, Brown DJ, Ditunno JF, Jr., Dollfus P, Frankel HL. Neurological issues. Spinal Cord 1997; 35: 275-81.

Drory Y, Ohry A, Brooks ME, Dolphin D, Kellermann JJ. Arm crank ergometry in chronic spinal cord injured patients. Arch Phys Med Rehabil 1990; 71: 389-92.

Duckworth WC, Solomon SS, Jallepalli P, Heckemeyer C, Finnern J, Powers A. Glucose intolerance due to insulin resistance in patients with spinal cord injuries. Diabetes 1980; 29: 906-10.

Durstine JL, Haskell WL. Effects of exercise training on plasma lipids and lipoproteins. Exerc Sport Sci Rev 1994; 22: 477-521.

Dyerberg J, Bang HO, Hjorne N. Fatty acid composition of the plasma lipids in Greenland Eskimos. Am J Clin Nutr 1975; 28: 958-66.

Eaton WW, Armenian H, Gallo J, Pratt L, Ford DE. Depression and risk for onset of type II diabetes. A prospective population-based study. Diabetes Care 1996; 19: 1097-102.

Eckel RH. Obesity and heart disease: a statement for healthcare professionals from the Nutrition Committee, American Heart Association. Circulation 1997; 96: 3248-50.

Eikelbloom JW LE, Genest JJ Jr, et al. Homocysteine and cardiovascular disease: A critical review of the epidemiological evidence. Ann Intern Med 1999; 131: 363-375.

Engstrom J MJ. Disorders of the autonomic nervous system. Vol Harrison's Principles of Internal Medicine, 14 th edition. New York: McGraw-Hill, 1998.

Erikssen J, Mundal R. The patient with coronary artery disease without infarction: can a high-risk group be identified? Ann N Y Acad Sci 1982; 382: 438-49.

Erikssen J, Thaulow E, Myhre E. Coronary artery disease with and without angina--two different entities? Acta Med Scand 1982; 211: 243-8.

Eriksson J, Franssila-Kallunki A, Ekstrand A, Saloranta C, Widen E, Schalin C, et al. Early metabolic defects in persons at increased risk for non-insulin-dependent diabetes mellitus. N Engl J Med 1989; 321: 337-43.

Escrich E, Solanas M, Segura R. Experimental diets for the study of lipid influence on the induced mammary carcinoma in rats: I--Diet definition. In Vivo 1994; 8: 1099-105.

Escrich E, Solanas M, Soler M, Ruiz de Villa MC, Sanchez JA, Segura R. Dietary polyunsaturated n-6 lipids effects on the growth and fatty acid composition of rat mammary tumors. J Nutr Biochem 2001; 12: 536-549.

Facchini FS, Hollenbeck CB, Jeppesen J, Chen YD, Reaven GM. Insulin resistance and cigarette smoking. Lancet 1992; 339: 1128-30.

Faden AI. Therapeutic approaches to spinal cord injury. Adv Neurol 1997; 72: 377-86.

Faden AI. Neuroprotection. Neurorx 2004a; 1: 3-4.

Faden AI. NeuroRx((R)): A New Journal Focusing on Critical Reviews Relating to Neurotherapeutics. Neurorx 2004b; 1: 1-2.

Faden AI, Salzman S. Pharmacological strategies in CNS trauma. Trends Pharmacol Sci 1992; 13: 29-35.

Ferrante S, Pedrocchi A, Ianno M, De Momi E, Ferrarin M, Ferrigno G. Functional electrical stimulation controlled by artificial neural networks: pilot experiments with simple movements are promising for rehabilitation applications. Funct Neurol 2004; 19: 243-52.

Ferrari P, Rosman J, Weidmann P. Antihypertensive agents, serum lipoproteins and glucose metabolism. Am J Cardiol 1991; 67: 26B-35B.

Fiehn W, Peter JB, Mead JF, Gan-Elepano M. Lipids and fatty acids of sarcolemma, sarcoplasmic reticulum, and mitochondria from rat skeletal muscle. J Biol Chem 1971; 246: 5617-20.

Figoni SF. Perspectives on cardiovascular fitness and SCI. J Am Paraplegia Soc 1990; 13: 63-71.

Figoni SF. Exercise responses and quadriplegia. Med Sci Sports Exerc 1993; 25: 433-41.

Fletcher GF, Blair SN, Blumenthal J, Caspersen C, Chaitman B, Epstein S, et al. Statement on exercise. Benefits and recommendations for physical activity programs for all Americans. A statement for health professionals by the Committee on Exercise and Cardiac Rehabilitation of the Council on Clinical Cardiology, American Heart association. Circulation 1992; 86: 340-4.

Force T, Milani R, Hibberd P, Lorenz R, Uedelhoven W, Leaf A, et al. Aspirin-induced decline in prostacyclin production in patients with coronary artery disease is due to decreased endoperoxide shift. Analysis of the effects of a combination of aspirin and n-3 fatty acids on the eicosanoid profile. Circulation 1991; 84: 2286-93.

Fornusek C, Davis GM. Maximizing muscle force via low-cadence functional electrical stimulation cycling. J Rehabil Med 2004; 36: 232-7.

Frankel HL, Mathias CJ, Spalding JM. Mechanisms of reflex cardiac arrest in tetraplegic patients. Lancet 1975; 2: 1183-5.

Frankel HL, Michaelis LS, Golding DR, Beral V. The blood pressure in paraplegia. I. Paraplegia 1972; 10: 193-200.

Franklin BA. Exercise testing, training and arm ergometry. Sports Med 1985; 2: 100-19.

Franz MJ, Reader D. Diabetes and nutrition recommendations: a practical perspective. Nurse Pract Forum 1991; 2: 157-62.

Frey GC, McCubbin JA, Dunn JM, Mazzeo RS. Plasma catecholamine and lactate relationship during graded exercise in men with spinal cord injury. Med Sci Sports Exerc 1997; 29: 451-6.

Froyland L, Vaagenes H, Asiedu DK, Garras A, Lie O, Berge RK. Chronic administration of eicosapentaenoic acid and docosahexaenoic acid as ethyl esters reduced plasma cholesterol and changed the fatty acid composition in rat blood and organs. Lipids 1996; 31: 169-78.

Garcia-Closas R, Serra-Majem L, Segura R. Fish consumption, omega-3 fatty acids and the Mediterranean diet. Eur J Clin Nutr 1993; 47 Suppl 1: S85-90.

Gass GC, Watson J, Camp EM, Court HJ, McPherson LM, Redhead P. The effects of physical training on high level spinal lesion patients. Scand J Rehabil Med 1980; 12: 61-5.

Gerhart KA, Bergstrom E, Charlifue SW, Menter RR, Whiteneck GG. Long-term spinal cord injury: functional changes over time. Arch Phys Med Rehabil 1993; 74: 1030-4.

Golay A, Zech L, Shi MZ, Chiou YA, Reaven GM, Chen YD. High density lipoprotein (HDL) metabolism in noninsulin-dependent diabetes mellitus: measurement of HDL turnover using tritiated HDL. J Clin Endocrinol Metab 1987; 65: 512-8.

Goldbourt U, Medalie JH. High density lipoprotein cholesterol and incidence of coronary heart disease--the Israeli Ischemic Heart Disease Study. Am J Epidemiol 1979; 109: 296-308.

Goncalves CG, Ramos EJ, Suzuki S, Meguid MM. Omega-3 fatty acids and anorexia. Curr Opin Clin Nutr Metab Care 2005; 8: 403-7.

Gonzalez F, Chang JY, Banovac K, Messina D, Martinez-Arizala A, Kelley RE. Autoregulation of cerebral blood flow in patients with orthostatic hypotension after spinal cord injury. Paraplegia 1991; 29: 1-7.

Gordon T, Castelli WP, Hjortland MC, Kannel WB, Dawber TR. Diabetes, blood lipids, and the role of obesity in coronary heart disease risk for women. The Framingham study. Ann Intern Med 1977; 87: 393-7.

Grundy SM, Balady GJ, Criqui MH, Fletcher G, Greenland P, Hiratzka LF, et al. Primary prevention of coronary heart disease: guidance from Framingham: a statement for healthcare professionals from the AHA Task Force on Risk Reduction. American Heart Association. Circulation 1998; 97: 1876-87.

Grundy SM, Benjamin IJ, Burke GL, Chait A, Eckel RH, Howard BV, et al. Diabetes and cardiovascular disease: a statement for healthcare professionals from the American Heart Association. Circulation 1999; 100: 1134-46.

Gupta R, Jain BK, Nag AK. Influence of alcohol intake on high density lipoprotein cholesterol levels in middle-aged men. Indian Heart J 1994; 46: 145-9.

Guttmann L, Munro AF, Robinson R, Walsh JJ. Effect Of Tilting On The Cardiovascular Responses And Plasma Catecholamine Levels In Spinal Man. Paraplegia 1963; 104: 4-18.

Harris MI, Hadden WC, Knowler WC, Bennett PH. Prevalence of diabetes and impaired glucose tolerance and plasma glucose levels in U.S. population aged 20-74 yr. Diabetes 1987; 36: 523-34.

Harris WS, Windsor SL, Dujovne CA. Effects of four doses of n-3 fatty acids given to hyperlipidemic patients for six months. J Am Coll Nutr 1991; 10: 220-7.

Harrison N, Abhyankar B. The mechanism of action of omega-3 fatty acids in secondary prevention post-myocardial infarction. Curr Med Res Opin 2005; 21: 95-100.

Hartkopp A, Bronnum-Hansen H, Seidenschnur AM, Biering-Sorensen F. Survival and cause of death after traumatic spinal cord injury. A long-term epidemiological survey from Denmark. Spinal Cord 1997; 35: 76-85.

Hartung GH. Physical activity and high density lipoprotein cholesterol. J Sports Med Phys Fitness 1995; 35: 1-5.

Hartung GH, Foreyt JP, Mitchell RE, Vlasek I, Gotto AM, Jr. Relation of diet to high-density-lipoprotein cholesterol in middle-aged marathon runners, joggers, and inactive men. N Engl J Med 1980; 302: 357-61.

Harvey C, Wilson SE, Greene CG, Berkowitz M, Stripling TE. New estimates of the direct costs of traumatic spinal cord injuries: results of a nationwide survey. Paraplegia 1992; 30: 834-50.

Haubner LY, Stockard JE, Saste MD, Benford VJ, Phelps CP, Chen LT, et al. Maternal dietary docosahexanoic acid content affects the rat pup auditory system. Brain Res Bull 2002; 58: 1-5.

Head H RG. The autonomic bladder, excessive sweating and some other reflex conditions in gross injuries of the spinal cord. Brain 1917; 40: 188-263.

Heird WC, Lapillonne A. The Role of Essential Fatty Acids in Development. Annu Rev Nutr 2004.

Heird WC, Lapillonne A. The role of essential Fatty acids in development. Annu Rev Nutr 2005; 25: 549-71.

Henkin Y, Como JA, Oberman A. Secondary dyslipidemia. Inadvertent effects of drugs in clinical practice. Jama 1992; 267: 961-8.

Herruzo-Cabrera R, Garcia-Reneses J, Vizcaino-Alcaide MJ, Madero R, Gil-Miguel A, Rey-Calero J. [The descriptive and analytical epidemiology of traumatic spinal cord lesions occurring in Spain during 1984 and 1985]. Rev Clin Esp 1993; 192: 217-22.

Hjeltnes N, Aksnes AK, Birkeland KI, Johansen J, Lannem A, Wallberg-Henriksson H. Improved body composition after 8 wk of electrically stimulated leg cycling in tetraplegic patients. Am J Physiol 1997; 273: R1072-9.

Hoffman MD. Cardiorespiratory fitness and training in quadriplegics and paraplegics. Sports Med 1986; 3: 312-30.

Hooker SP, Figoni SF, Rodgers MM, Glaser RM, Mathews T, Suryaprasad AG, et al. Physiologic effects of electrical stimulation leg cycle exercise training in spinal cord injured persons. Arch Phys Med Rehabil 1992; 73: 470-6.

Hooker SP, Wells CL. Effects of low- and moderate-intensity training in spinal cord-injured persons. Med Sci Sports Exerc 1989; 21: 18-22.

Hopman MT. Circulatory responses during arm exercise in individuals with paraplegia. Int J Sports Med 1994; 15: 126-31.

Hopman MT, Groothuis JT, Flendrie M, Gerrits KH, Houtman S. Increased vascular resistance in paralyzed legs after spinal cord injury is reversible by training. J Appl Physiol 2002; 93: 1966-72.

Horton BJ, Hickmn PE, Sabine JR. The effect of diet on the diurnal variation of cholesterol synthesis in rat liver. Life Sci II 1970; 9: 1409-17.

Houmard JA, Costill DL, Davis JA, Mitchell JB, Pascoe DD, Robergs RA. The influence of exercise intensity on heat acclimation in trained subjects. Med Sci Sports Exerc 1990; 22: 615-20.

Houtman N. Nailfold videocapillaroscopy assessment of microvascular damage in systemic sclerosis. J Rheumatol 2000; 27: 2722-3.

Houtman S, Oeseburg B, Hughson RL, Hopman MT. Sympathetic nervous system activity and cardiovascular homeostatis during head-up tilt in patients with spinal cord injuries. Clin Auton Res 2000; 10: 207-12.

Jacobs PL, Johnson B, Mahoney ET. Physiologic responses to electrically assisted and frame-supported standing in persons with paraplegia. J Spinal Cord Med 2003; 26: 384-9.

Jacobs PL, Nash MS, Klose KJ, Guest RS, Needham-Shropshire BM, Green BA. Evaluation of a training program for persons with SCI paraplegia using the Parastep 1 ambulation system: part 2. Effects on physiological responses to peak arm ergometry. Arch Phys Med Rehabil 1997; 78: 794-8.

Jacques H, Gascon A, Bergeron N, Lavigne C, Hurley C, Deshaies Y, et al. Role of dietary fish protein in the regulation of plasma lipids. Can J Cardiol 1995; 11 Suppl G: 63G-71G.

Janssen TW, van Oers CA, van Kamp GJ, TenVoorde BJ, van der Woude LH, Hollander AP. Coronary heart disease risk indicators, aerobic power, and physical activity in men with spinal cord injuries. Arch Phys Med Rehabil 1997; 78: 697-705.

Javierre C, Vidal J, Segura R, Medina J, Garrido E. Continual supplementation with n-3 fatty acids does not modify plasma lipid profile in spinal cord injury patients. Spinal Cord 2005.

Jeffrey BG, Mitchell DC, Hibbeln JR, Gibson RA, Chedester AL, Salem N, Jr. Visual acuity and retinal function in infant monkeys fed long-chain PUFA. Lipids 2002; 37: 839-48.

Johnson RH, Park DM. Effect of change of posture on blood pressure and plasma renin concentration in men with spinal transections. Clin Sci 1973; 44: 539-46.

Jones LM, Legge M, Goulding A. Healthy body mass index values often underestimate body fat in men with spinal cord injury. Arch Phys Med Rehabil 2003; 84: 1068-71.

Joslin. Arteriosclerosis and diabetes. Ann Intern Med 1927; 5: 1061-1079.

Joyce JW RT. Diagnosis and management of diseases of the peripheral arteries and veins. Vol Hurst's The Heart (Volume II), 9th edition. New York: Alexander RW, Schlant RC, 1998.

Jude S, Roger S, Martel E, Besson P, Richard S, Bougnoux P, et al. Dietary long-chain omega-3 fatty acids of marine origin: A comparison of their protective effects on coronary heart disease and breast cancers. Prog Biophys Mol Biol 2005.

Kakulas BA. Neuropathology: the foundation for new treatments in spinal cord injury. Spinal Cord 2004; 42: 549-63.

Kannel WB. Bishop lecture. Contribution of the Framingham Study to preventive cardiology. J Am Coll Cardiol 1990a; 15: 206-11.

Kannel WB. CHD risk factors: a Framingham study update. Hosp Pract (Off Ed) 1990b; 25: 119-27, 130.

Kannel WB. Influence of multiple risk factors on the hazard of hypertension. J Cardiovasc Pharmacol 1990c; 16 Suppl 5: S53-7.

Kannel WB, McGee DL. Diabetes and cardiovascular disease. The Framingham study. Jama 1979; 241: 2035-8.

Kannel WB, Sorlie P. Some health benefits of physical activity. The Framingham Study. Arch Intern Med 1979; 139: 857-61.

Kaplan GA, Keil JE. Socioeconomic factors and cardiovascular disease: a review of the literature. Circulation 1993; 88: 1973-98.

Katz RT, Green D, Sullivan T, Yarkony G. Functional electric stimulation to enhance systemic fibrinolytic activity in spinal cord injury patients. Arch Phys Med Rehabil 1987; 68: 423-6.

Kersten S, Desvergne B, Wahli W. Roles of PPARs in health and disease. Nature 2000; 405: 421-4.

Kessler KM, Pina I, Green B, Burnett B, Laighold M, Bilsker M, et al. Cardiovascular findings in quadriplegic and paraplegic patients and in normal subjects. Am J Cardiol 1986; 58: 525-30.

Keyser RE, Rodgers MM, Gardner ER, Russell PJ. Oxygen uptake during peak graded exercise and single-stage fatigue tests of wheelchair propulsion in manual wheelchair users and the able-bodied. Arch Phys Med Rehabil 1999; 80: 1288-92.

Klose KJ, Jacobs PL, Broton JG, Guest RS, Needham-Shropshire BM, Lebwohl N, et al. Evaluation of a training program for persons with SCI paraplegia using the Parastep 1 ambulation system: part 1. Ambulation performance and anthropometric measures. Arch Phys Med Rehabil 1997; 78: 789-93.

Knutsson E, Lewenhaupt-Olsson E, Thorsen M. Physical work capacity and physical conditioning in paraplegic patients. Paraplegia 1973; 11: 205-16.

Kocina P. Body composition of spinal cord injured adults. Sports Med 1997; 23: 48-60.

Krassioukov A. Autonomic dysreflexia in acute spinal cord injury: incidence, mechanisms, and management. SCI Nurs 2004; 21: 215-6.

Krassioukov AV, Bunge RP, Pucket WR, Bygrave MA. The changes in human spinal sympathetic preganglionic neurons after spinal cord injury. Spinal Cord 1999; 37: 6-13.

Krassioukov AV, Furlan JC, Fehlings MG. Autonomic dysreflexia in acute spinal cord injury: an under-recognized clinical entity. J Neurotrauma 2003; 20: 707-16.

Krum H, Howes LG, Brown DJ, Ungar G, Moore P, McNeil JJ, et al. Risk factors for cardiovascular disease in chronic spinal cord injury patients. Paraplegia 1992; 30: 381-8.

LaPorte RE, Brenes G, Dearwater S, Murphy MA, Cauley JA, Dietrick R, et al. HDL cholesterol across a spectrum of physical activity from quadriplegia to marathon running. Lancet 1983; 1: 1212-3.

Laskin JJ, Ashley EA, Olenik LM, Burnham R, Cumming DC, Steadward RD, et al. Electrical stimulation-assisted rowing exercise in spinal cord injured people. A pilot study. Paraplegia 1993; 31: 534-41.

Leaf DA, Bahl RA, Adkins RH. Risk of cardiac dysrhythmias in chronic spinal cord injury patients. Paraplegia 1993; 31: 571-5.

Lee AG, East JM, Froud RJ. Are essential fatty acids essential for membrane function? Prog Lipid Res 1986; 25: 41-6.

Lee B. Management of peripheral vascular diseases in the spinal cord injured patients. Philadelphia: WB Saunders, 1991.

Lee MY, Myers J, Hayes A, Madan S, Froelicher VF, Perkash I, et al. C-reactive protein, metabolic syndrome, and insulin resistance in individuals with spinal cord injury. J Spinal Cord Med 2005; 28: 20-5.

Lee TH, Austen KF. Arachidonic acid metabolism by the 5-lipoxygenase pathway, and the effects of alternative dietary fatty acids. Adv Immunol 1986; 39: 145-75.

Leger C.L. GCY, Kadri Hassant N., Satabin P. Les acides gras phospholipidiques membranaires au cours de l'effort physique de longue durée avec ou sans apport nutritionel d'huile de poissons. Caiers de Nutrition et Dietetique 1992; 27.

Lehmann KG, Lane JG, Piepmeier JM, Batsford WP. Cardiovascular abnormalities accompanying acute spinal cord injury in humans: incidence, time course and severity. J Am Coll Cardiol 1987; 10: 46-52.

Liebson PR. Left Ventricular Hypertrophy. Curr Treat Options Cardiovasc Med 1999; 1: 219-230.

Liebson PR, Amsterdam EA. Prevention of coronary heart disease. Part I. Primary prevention. Dis Mon 1999; 45: 497-571.

Liebson PR, Amsterdam EA. Prevention of coronary heart disease. Part II. Secondary prevention, detection of subclinical disease, and emerging risk factors. Dis Mon 2000; 46: 1-123.

Lillioja S, Mott DM, Spraul M, Ferraro R, Foley JE, Ravussin E, et al. Insulin resistance and insulin secretory dysfunction as precursors of non-insulin-dependent diabetes mellitus. Prospective studies of Pima Indians. N Engl J Med 1993; 329: 1988-92.

Lillioja S, Young AA, Culter CL, Ivy JL, Abbott WG, Zawadzki JK, et al. Skeletal muscle capillary density and fiber type are possible determinants of in vivo insulin resistance in man. J Clin Invest 1987; 80: 415-24.

Long CI, Lawton EB. Functional significance of spinal cord lesion level. Arch Phys Med Rehabil 1955; 36: 249-55.

Lopes P, Figoni SF, Perkash I. Upper limb exercise effect on tilt tolerance during orthostatic training of patients with spinal cord injury. Arch Phys Med Rehabil 1984; 65: 251-3.

Low PA. Update on the evaluation, pathogenesis, and management of neurogenic orthostatic hypotension: introduction. Neurology 1995; 45: S4-5.

Lynch J, Helmrich SP, Lakka TA, Kaplan GA, Cohen RD, Salonen R, et al. Moderately intense physical activities and high levels of cardiorespiratory fitness reduce the risk of non-insulin-dependent diabetes mellitus in middle-aged men. Arch Intern Med 1996; 156: 1307-14.

Macleod AD. Self-neglect of spinal injured patients. Paraplegia 1988; 26: 340-9.

Madsen L, Rustan AC, Vaagenes H, Berge K, Dyroy E, Berge RK. Eicosapentaenoic and docosahexaenoic acid affect mitochondrial and peroxisomal fatty acid oxidation in relation to substrate preference. Lipids 1999; 34: 951-63.

Mahadik SP, Hawver DB, Hungund BL, Li YS, Karpiak SE. GM1 ganglioside treatment after global ischemia protects changes in membrane fatty acids and properties of Na+, K+-ATPase and Mg2+-ATPase. J Neurosci Res 1989; 24: 402-12.

Maki KC, Briones ER, Langbein WE, Inman-Felton A, Nemchausky B, Welch M, et al. Associations between serum lipids and indicators of adiposity in men with spinal cord injury. Paraplegia 1995; 33: 102-9.

Mallory. Autonomic function in the isolated spinal cord. In: Downey IA MS, Gonzalez EG, Lieberman IS, editor. The Physiological Basis of Rehabilitation Medicine. Boston: Butterworth, 1994: 519-541.

Marino RJ, Graves DE. Metric properties of the ASIA motor score: subscales improve correlation with functional activities. Arch Phys Med Rehabil 2004; 85: 1804-10.

Marrugat J, Elosua R, Covas MI, Molina L, Rubies-Prat J. Amount and intensity of physical activity, physical fitness, and serum lipids in men. The MARATHOM Investigators. Am J Epidemiol 1996; 143: 562-9.

Martin MJ, Hulley SB, Browner WS, Kuller LH, Wentworth D. Serum cholesterol, blood pressure, and mortality: implications from a cohort of 361,662 men. Lancet 1986; 2: 933-6.

Martins F, Freitas F, Martins L, Dartigues JF, Barat M. Spinal cord injuries--epidemiology in Portugal's central region. Spinal Cord 1998; 36: 574-8.

Mathias CJ. Orthostatic hypotension:Causes, mechanisms, and influencing factors. Neurology 1995; 45(Suppl 5): S6-S11.

Mathias CJ, Christensen NJ, Corbett JL, Frankel HL, Goodwin TJ, Peart WS. Plasma catecholamines, plasma renin activity and plasma aldosterone in tetraplegic man, horizontal and tilted. Clin Sci Mol Med 1975; 49: 291-9.

Mathias CJ, Christensen NJ, Frankel HL, Spalding JM. Cardiovascular control in recently injured tetraplegics in spinal shock. Q J Med 1979; 48: 273-87.

Mathias CJ, Frankel HL. The cardiovascular system in tetraplegia and paraplegia. Amsterdam: Elsevier Science Publishers, 1992.

McGinnis JM, Foege WH. Actual causes of death in the United States. Jama 1993; 270: 2207-12.

Midha M, Schmitt JK, Sclater M. Exercise effect with the wheelchair aerobic fitness trainer on conditioning and metabolic function in disabled persons: a pilot study. Arch Phys Med Rehabil 1999; 80: 258-61.

Moriguchi T, Salem N, Jr. Recovery of brain docosahexaenoate leads to recovery of spatial task performance. J Neurochem 2003; 87: 297-309.

Mozaffarian D. Does alpha-linolenic acid intake reduce the risk of coronary heart disease? A review of the evidence. Altern Ther Health Med 2005; 11: 24-30; quiz 31, 79.

Nagulesparan M, Savage PJ, Mott DM, Johnson GC, Unger RH, Bennett PH. Increased insulin resistance in obese, glucose-intolerant Southwestern American Indians: evidence for a defect not explained by obesity. J Clin Endocrinol Metab 1980; 51: 739-43.

Nash MS. Immune responses to nervous system decentralization and exercise in quadriplegia. Med Sci Sports Exerc 1994; 26: 164-71.

Nash MS, Jacobs PL, Montalvo BM, Klose KJ, Guest RS, Needham-Shropshire BM. Evaluation of a training program for persons with SCI paraplegia using the Parastep 1 ambulation system: part 5. Lower extremity blood flow and hyperemic responses to occlusion are augmented by ambulation training. Arch Phys Med Rehabil 1997; 78: 808-14.

Navarro X, Canete JD, Prat J, Segura R. Fatty acids of plasma and red blood cell lipids in a normal population. Rev Esp Fisiol 1988; 44: 387-93.

Navarro X, Segura R. Plasma lipids and their fatty acid composition in multiple sclerosis. Acta Neurol Scand 1988; 78: 152-7.

Navarro X, Segura R. Red blood cell fatty acids in multiple sclerosis. Acta Neurol Scand 1989; 79: 32-7.

Neuringer M, Connor WE, Van Petten C, Barstad L. Dietary omega-3 fatty acid deficiency and visual loss in infant rhesus monkeys. J Clin Invest 1984; 73: 272-6.

Nikkila EA, Kuusi T, Myllynen P. High density lipoprotein and apolipoprotein A-i during physical inactivity. Demonstration at low levels in patients with spine fracture. Atherosclerosis 1980; 37: 457-62.

Nilsson S, Staff PH, Pruett ED. Physical work capacity and the effect of training on subjects with long-standing paraplegia. Scand J Rehabil Med 1975; 7: 51-6.

Niu SL, Mitchell DC, Lim SY, Wen ZM, Kim HY, Salem N, Jr., et al. Reduced G protein-coupled signaling efficiency in retinal rod outer segments in response to n-3 fatty acid deficiency. J Biol Chem 2004; 279: 31098-104.

Nobunaga. Orthostatic hypotension in spinal cord injury. Top Spinal Cord Inj Rehabil 1997; 4(1): 73-80.

Nobunaga AI, Go BK, Karunas RB. Recent demographic and injury trends in people served by the Model Spinal Cord Injury Care Systems. Arch Phys Med Rehabil 1999; 80: 1372-82.

Noreau L, Shephard RJ, Simard C, Pare G, Pomerleau P. Relationship of impairment and functional ability to habitual activity and fitness following spinal cord injury. Int J Rehabil Res 1993; 16: 265-75.

O'Connor PJ. Prevalence of spinal cord injury in Australia. Spinal Cord 2005; 43: 42-6.

Ockene I, Miller NH. Cigarrete smoking, cardiovascular disease and stroke: A statement for healthcare professionals from the American Heart Association. Circulation 1998; 96: 3243-3247.

Oh R. Practical applications of fish oil (Omega-3 fatty acids) in primary care. J Am Board Fam Pract 2005; 18: 28-36.

Ohry A, Shemesh Y, Rozin R. Are chronic spinal cord injured patients (SCIP) prone to premature aging? Med Hypotheses 1983; 11: 467-9.

Okuda N, Ueshima H, Okayama A, Saitoh S, Nakagawa H, Rodriguez BL, et al. Relation of long chain n-3 polyunsaturated fatty acid intake to serum high density lipoprotein cholesterol among Japanese men in Japan and Japanese-American men in Hawaii: the INTERLIPID study. Atherosclerosis 2005; 178: 371-9.

Olivan B, Tejerina E, Rodriguez-Coira A, Rubio MA, Cabrerizo L, Romeo S. [Consumption of fish fats: effect on plasma lipids]. Rev Clin Esp 1988; 183: 452-4.

Pagliacci MC, Celani MG, Zampolini M, Spizzichino L, Franceschini M, Baratta S, et al. An Italian survey of traumatic spinal cord injury. The Gruppo Italiano Studio Epidemiologico Mielolesioni study. Arch Phys Med Rehabil 2003; 84: 1266-75.

Peiffer SC, Blust P, Leyson JF. Nutritional assessment of the spinal cord injured patient. J Am Diet Assoc 1981; 78: 501-5.

Petrofsky JS, Laymon M. The effect of previous weight training and concurrent weight training on endurance for functional electrical stimulation cycle ergometry. Eur J Appl Physiol 2004; 91: 392-8.

Phillips WT, Kiratli BJ, Sarkarati M, Weraarchakul G, Myers J, Franklin BA, et al. Effect of spinal cord injury on the heart and cardiovascular fitness. Curr Probl Cardiol 1998; 23: 641-716.

Pollock ML, Miller HS, Jr., Linnerud AC, Coleman E, Laughridge EE, Ward A. Follow up study on the effects of conditioning four days per week on the physical fitness of adult men. Am Correct Ther J 1974a; 28: 135-9.

Pollock ML, Miller HS, Linnerud AC, Laughridge E, Coleman E, Alexander E. Arm pedaling as an endurance training regimen for the disabled. Arch Phys Med Rehabil 1974b; 55: 418-24.

Pollock SE, Christian BJ, Sands D. Responses to chronic illness: analysis of psychological and physiological adaptation. Nurs Res 1990; 39: 300-4.

Poole CJ, Williams TD, Lightman SL, Frankel HL. Neuroendocrine control of vasopressin secretion and its effect on blood pressure in subjects with spinal cord transection. Brain 1987; 110 (Pt 3): 727-35.

Pratt LA, Ford DE, Crum RM, Armenian HK, Gallo JJ, Eaton WW. Depression, psychotropic medication, and risk of myocardial infarction. Prospective data from the Baltimore ECA follow-up. Circulation 1996; 94: 3123-9.

Price DT, Davidoff R, Balady GJ. Comparison of cardiovascular adaptations to long-term arm and leg exercise in wheelchair athletes versus long-distance runners. Am J Cardiol 2000; 85: 996-1001.

Price MJ, Campbell IG. Thermoregulatory responses of spinal cord injured and able-bodied athletes to prolonged upper body exercise and recovery. Spinal Cord 1999; 37: 772-9.

Rabinowitz D, Zierler KL. Forearm metabolism in obesity and its response to intra-arterial insulin. Characterization of insulin resistance and evidence for adaptive hyperinsulinism. J Clin Invest 1962; 41: 2173-81.

Reaven GM. Abnormal lipoprotein metabolism in non-insulin-dependent diabetes mellitus. Pathogenesis and treatment. Am J Med 1987; 83: 31-40.

Riddoch G HH. The reflex functions of the completely divided spinal cord in man compared with those associated with less severe lesions. Brain 1917; 40: 264-404.

Ridker PM. Evaluating novel cardiovascular risk factors: can we better predict heart attacks? Ann Intern Med 1999; 130: 933-7.

Ridker PM, Buring JE, Shih J, Matias M, Hennekens CH. Prospective study of C-reactive protein and the risk of future cardiovascular events among apparently healthy women. Circulation 1998; 98: 731-3.

Ridker PM, Haughie P. Prospective studies of C-reactive protein as a risk factor for cardiovascular disease. J Investig Med 1998; 46: 391-5.

Rimmer JH, Braddock D, Pitetti KH. Research on physical activity and disability: an emerging national priority. Med Sci Sports Exerc 1996; 28: 1366-72.

Rodriguez BL, Curb JD, Burchfiel CM, Abbott RD, Petrovitch H, Masaki K, et al. Physical activity and 23-year incidence of coronary heart disease morbidity and mortality among middle-aged men. The Honolulu Heart Program. Circulation 1994; 89: 2540-4.

Rohde LE, Hennekens CH, Ridker PM. Survey of C-reactive protein and cardiovascular risk factors in apparently healthy men. Am J Cardiol 1999; 84: 1018-22.

Rosenberg L, Kaufman DW, Helmrich SP et al. The risk of myocardial infarction after quitting smoking in men under 55 years of age. N Engl J Med 1985; 313: 1511-1514.

Rosenberg L, Shapiro S, Kaufman DW, Slone D, Miettinen OS, Stolley PD. Cigarette smoking in relation to the risk of myocardial infarction in young women. Modifying influence of age and predisposing factors. Int J Epidemiol 1980; 9: 57-63.

Rossi EC, Green D, Rosen JS, Spies SM, Jao JS. Sequential changes in factor VIII and platelets preceding deep vein thrombosis in patients with spinal cord injury. Br J Haematol 1980; 45: 143-51.

Roth DA. The sarcolemmal lactate transporter: transmembrane determinants of lactate flux. Med Sci Sports Exerc 1991; 23: 925-34.

Rozanski A, Blumenthal JA, Kaplan J. Impact of psychological factors on the pathogenesis of cardiovascular disease and implications for therapy. Circulation 1999; 99: 2192-217.

Ruige JB, Assendelft WJ, Dekker JM, Kostense PJ, Heine RJ, Bouter LM. Insulin and risk of cardiovascular disease: a meta-analysis. Circulation 1998; 97: 996-1001.

Rupp R, Abel R. [Functional rehabilitation of spinal cord injured persons using neuroprostheses.]. Orthopade 2005; 34: 144-151.

Salem N, Jr., Hullin F, Yoffe AM, Karanian JW, Kim HY. Fatty acid and phospholipid species composition of rat tissues after a fish oil diet. Adv Prostaglandin Thromboxane Leukot Res 1989; 19: 618-22.

Salem N, Jr., Shingu T, Kim HY, Hullin F, Bougnoux P, Karanian JW. Specialization in membrane structure and metabolism with respect to polyunsaturated lipids. Prog Clin Biol Res 1988; 282: 319-33.

Saltin B, Henriksson J, Nygaard E, Andersen P, Jansson E. Fiber types and metabolic potentials of skeletal muscles in sedentary man and endurance runners. Ann N Y Acad Sci 1977; 301: 3-29.

Saltin B, Houston M, Nygaard E, Graham T, Wahren J. Muscle fiber characteristics in healthy men and patients with juvenile diabetes. Diabetes 1979; 28 Suppl 1: 93-9.

Sarrias M, Ramirez JM, Vidal J. The Guttmann Institute of Barcelona. Spinal Cord 1998; 36: 514-9.

Sawka MN. Physiology of upper body exercise. Exerc Sport Sci Rev 1986; 14: 175-211.

Scott WB, Lee SC, Johnston TE, Binder-Macleod SA. Switching stimulation patterns improves performance of paralyzed human quadriceps muscle. Muscle Nerve 2005; 31: 581-8.

Schaefer EJ, Lamon-Fava S, Ordovas JM, Cohn SD, Schaefer MM, Castelli WP, et al. Factors associated with low and elevated plasma high density lipoprotein cholesterol and apolipoprotein A-I levels in the Framingham Offspring Study. J Lipid Res 1994; 35: 871-82.

Schantz P, Sjoberg B, Widebeck AM, Ekblom B. Skeletal muscle of trained and untrained paraplegics and tetraplegics. Acta Physiol Scand 1997; 161: 31-9.

Schantz PG, Sjoberg B, Svedenhag J. Malate-aspartate and alpha-glycerophosphate shuttle enzyme levels in human skeletal muscle: methodological considerations and effect of endurance training. Acta Physiol Scand 1986; 128: 397-407.

Schlierf G, Reinheimer W, Stossberg V. Diurnal patterns of plasma triglycerides and free fatty acids in normal subjects and in patients with endogenous (type IV) hyperlipoproteinemia. Nutr Metab 1971; 13: 80-91.

Schmalbruch H, al-Amood WS, Lewis DM. Morphology of long-term denervated rat soleus muscle and the effect of chronic electrical stimulation. J Physiol 1991; 441: 233-41.

Schmid A, Huonker M, Barturen JM, Stahl F, Schmidt-Trucksass A, Konig D, et al. Catecholamines, heart rate, and oxygen uptake during exercise in persons with spinal cord injury. J Appl Physiol 1998a; 85: 635-41.

Schmid A, Huonker M, Stahl F, Barturen JM, Konig D, Heim M, et al. Free plasma catecholamines in spinal cord injured persons with different injury levels at rest and during exercise. J Auton Nerv Syst 1998b; 68: 96-100.

Schmid A, Huonker M, Stober P, Barturen JM, Schmidt-Trucksass A, Durr H, et al. Physical performance and cardiovascular and metabolic adaptation of elite female wheelchair basketball players in wheelchair ergometry and in competition. Am J Phys Med Rehabil 1998c; 77: 527-33.

Schonherr MC, Groothoff JW, Mulder GA, Eisma WH. Rehabilitation of patients with spinal cord lesions in The Netherlands: an epidemiological study. Spinal Cord 1996; 34: 679-83.

Segura R. Preparation of fatty acid methyl esters by direct transesterification of lipids with aluminium chloride-methanol. J Chromatogr 1988; 441: 99-113.

Seifert J, Lob G, Stoephasius E, Probst J, Brendel W. Blood flow in muscles of paraplegic patients under various conditions measured by a double isotope technique. Paraplegia 1972; 10: 185-91.

Shetty KR, Sutton CH, Rudman IW, Rudman D. Lipid and lipoprotein abnormalities in young quadriplegic men. Am J Med Sci 1992; 303: 213-6.

Siess W, Roth P, Scherer B, Kurzmann I, Bohlig B, Weber PC. Platelet-membrane fatty acids, platelet aggregation, and thromboxane formation during a mackerel diet. Lancet 1980; 1: 441-4.

Soden RJ, Walsh J, Middleton JW, Craven ML, Rutkowski SB, Yeo JD. Causes of death after spinal cord injury. Spinal Cord 2000; 38: 604-10.

Spencer WA, Vallbona C, Carter RE, Jr. Physiologic Concepts Of Immobilization. Arch Phys Med Rehabil 1965; 46: 89-100.

Spirduso WW, Cronin DL. Exercise dose-response effects on quality of life and independent living in older adults. Med Sci Sports Exerc 2001; 33: S598-608; discussion S609-10.

Srivastava KC. Docosahexaenoic acid (C22:6 omega 3) and linoleic acid are anti-aggregatory, and alter arachidonic acid metabolism in human platelets. Prostaglandins Leukot Med 1985; 17: 319-27.

Stjernberg L, Blumberg H, Wallin BG. Sympathetic activity in man after spinal cord injury. Outflow to muscle below the lesion. Brain 1986; 109 (Pt 4): 695-715.

Stover SL, DeVivo MJ, Go BK. History, implementation, and current status of the National Spinal Cord Injury Database. Arch Phys Med Rehabil 1999; 80: 1365-71.

Stover SL, Fine PR. Spinal Cord Injury: The Facts and Figures. Birmingham, Alabama,, 1986.

Surkin J, Gilbert BJ, Harkey HL, 3rd, Sniezek J, Currier M. Spinal cord injury in Mississippi. Findings and evaluation, 1992-1994. Spine 2000; 25: 716-21.

Szecsi J, Fiegel M, Krafczyk S, Straube A, Quintern J, Brandt T. [The electrical stimulation bicycle: a neuroprosthesis for the everyday use of paraplegic patients]. MMW Fortschr Med 2004; 146: 37-8, 40-1.

Takeuchi T, Fukumoto Y, Harada E. Influence of a dietary n-3 fatty acid deficiency on the cerebral catecholamine contents, EEG and learning ability in rat. Behav Brain Res 2002; 131: 193-203.

Talbot HS. Renal disease and hypertension in paraplegics and quadriplegics. Med Serv J Can 1966; 22: 570-5.

Taylor PN, Ewins DJ, Fox B, Grundy D, Swain ID. Limb blood flow, cardiac output and quadriceps muscle bulk following spinal cord injury and the effect of training for the Odstock functional electrical stimulation standing system. Paraplegia 1993; 31: 303-10.

Teasell RW, Arnold JM, Krassioukov A, Delaney GA. Cardiovascular consequences of loss of supraspinal control of the sympathetic nervous system after spinal cord injury. Arch Phys Med Rehabil 2000; 81: 506-16.

Terres W, Becker P, Rosenberg A. Changes in cardiovascular risk profile during the cessation of smoking. Am J Med 1994; 97: 242-9.

Thurman DJ, Burnett CL, Jeppson L, Beaudoin DE, Sniezek JE. Surveillance of spinal cord injuries in Utah, USA. Paraplegia 1994; 32: 665-9.

Tinoco J, Babcock R, Hincenbergs I, Medwadowski B, Miljanich P. Linolenic acid deficiency: changes in fatty acid patterns in female and male rats raised on a linolenic acid-deficient diet for two generations. Lipids 1978; 13: 6-17.

Valimaki M, Taskinen MR, Ylikahri R, Roine R, Kuusi T, Nikkila EA. Comparison of the effects of two different doses of alcohol on serum lipoproteins, HDL-subfractions and apolipoproteins A-I and A-II: a controlled study. Eur J Clin Invest 1988; 18: 472-80.

Vaziri ND, Gordon S, Nikakhtar B. Lipid abnormalities in chronic renal failure associated with spinal cord injury. Paraplegia 1982; 20: 183-9.

Verbeke W, Sioen I, Pieniak Z, Van Camp J, De Henauw S. Consumer perception versus scientific evidence about health benefits and safety risks from fish consumption. Public Health Nutr 2005; 8: 422-9.

Vidal J, Javierre C, Curia FJ, Garrido E, Lizarraga MA, Segura R. Long-term evolution of blood lipid profiles and glycemic levels in patients after spinal cord injury. Spinal Cord 2003a; 41: 178-81.

Vidal J, Javierre C, Segura R, Lizarraga A, Barbany JR, Perez A. Physiological adaptations to exercise in people with spinal cord injury. J Physiol Biochem 2003b; 59: 11-8.

Wahlin-Boll E, Melander A, Sartor G, Schersten B. Influence of food intake on the absorption and effect of glipizide in diabetics and in healthy subjects. Eur J Clin Pharmacol 1980; 18: 279-83.

Warram JH, Martin BC, Krolewski AS, Soeldner JS, Kahn CR. Slow glucose removal rate and hyperinsulinemia precede the development of type II diabetes in the offspring of diabetic parents. Ann Intern Med 1990; 113: 909-15.

Washburn RA, Figoni SF. High density lipoprotein cholesterol in individuals with spinal cord injury: the potential role of physical activity. Spinal Cord 1999; 37: 685-95.

Waters RL, Yakura JS, Adkins RH. Gait performance after spinal cord injury. Clin Orthop Relat Res 1993: 87-96.

Weber P. Triglyceride-lowering effect of n-3 long chain polyunsaturated fatty acid: eicosapentaenoic acid vs. docosahexaenoic acid. Lipids 1999; 34 Suppl: S269.

Weber P, Raederstorff D. Triglyceride-lowering effect of omega-3 LC-polyunsaturated fatty acids--a review. Nutr Metab Cardiovasc Dis 2000; 10: 28-37.

Whiteneck GG, Charlifue SW, Frankel HL, Fraser MH, Gardner BP, Gerhart KA, et al. Mortality, morbidity, and psychosocial outcomes of persons spinal cord injured more than 20 years ago. Paraplegia 1992; 30: 617-30.

Yardley CP, Fitzsimons CL, Weaver LC. Cardiac and peripheral vascular contributions to hypotension in spinal cats. Am J Physiol 1989; 257: H1347-53.

Yavin E, Brand A, Green P. Docosahexaenoic acid abundance in the brain: a biodevice to combat oxidative stress. Nutr Neurosci 2002; 5: 149-57.

Yekutiel M, Brooks ME, Ohry A, Yarom J, Carel R. The prevalence of hypertension, ischaemic heart disease and diabetes in traumatic spinal cord injured patients and amputees. Paraplegia 1989; 27: 58-62.

Zola IK. Toward the necessary universalizing of a disability policy. Milbank Q 1989; 67 Suppl 2 Pt 2: 401-28.

Kolibri 360 GmbH
Ferdinand-Jühlke-Straße 7
99095 Erfurt, Deutschland
produktsicherheit@kolibri360.de

Druck:
CPI Druckdienstleistungen GmbH
im Auftrag der
Kolibri 360 GmbH
Ferdinand-Jühlke-Str. 7
99095 Erfurt